reinhardt

Karl-Heinz Schäfer

Entspannungstraining

Entspannungsverfahren für Ausbildung und Praxis

Mit Online-Material

Ernst Reinhardt Verlag München

Karl-Heinz Schäfer, Psychologischer Psychotherapeut, Ravensburg, ist in eigener Praxis tätig. Er leitet Fortbildungsseminare an der Sebastian-Kneipp-Akademie sowie am Seminarzentrum Wollmarshöhe. Arbeitsschwerpunkte sind Psychotherapie (Einzel- und Gruppentherapie), Hypnotherapie, Entspannungsverfahren und Therapeutisches Bogenschießen.

Außerdem im Ernst Reinhardt Verlag erschienen:
Schäfer, K.-H.: Therapeutisches Bogenschießen (2. durchges. Aufl. 2018, 978-3-4970-2761-3)

Bibliografische Information der Deutschen Nationalbibliothek

Die Deutsche Nationalbibliothek verzeichnet diese Publikation in der Deutschen Nationalbibliografie; detaillierte bibliografische Daten sind im Internet über <http://dnb.d-nb.de> abrufbar.
ISBN 978-3-497-03060-6 (Print)
ISBN 978-3-497-61505-6 (PDF-E-Book)
ISBN 978-3-497-61506-3 (EPUB)

Printed in EU
Covermotiv: © iStock.com/aleksey-martynyuk
Satz: JÖRG KALIES – Satz, Layout, Grafik & Druck, Unterumbach

Ernst Reinhardt Verlag, Kemnatenstr. 46, D-80639 München
Net: www.reinhardt-verlag.de E-Mail: info@reinhardt-verlag.de

Inhalt

Das Online-Material zum Buch können Sie auf der Homepage des Ernst Reinhardt Verlags unter https://www.reinhardt-verlag.de herunterladen. Auf der Homepage geben Sie den Buchtitel oder die ISBN in der Suchleiste ein. Hier finden Sie das Online-Material unter den Produktanhängen.

Einführung

Entspannung gehört notwendig zum menschlichen Leben. Sie schafft den Ausgleich zur alltäglichen Anspannung und Anstrengung, die zur Bewältigung des Lebens erforderlich ist. Der Stress mag von unterschiedlicher Art und verschiedenem Ausmaß sein, aber grundsätzlich braucht der menschliche Organismus regelmäßigen Ausgleich in Entspannung und Erholung für seine Gesundheit und sein Leben.

Rhythmen in der Natur, in der Biologie des Menschen und gesellschaftliche Traditionen regulieren und sichern diesen Ausgleich. Naheliegende Beispiele sind der tägliche Wechsel von Wachen und Schlafen und der Wochenrhythmus von Werktagen und arbeitsfreiem Sonntag, der Wechsel von Arbeit und Urlaub im Jahresrhythmus und der Wechsel der Jahreszeiten mit Sommer und Winter.

Für Entspannung sind allerdings diese weiten Rhythmen nicht ausreichend, der Organismus braucht schon vorher und zwischendrin Ausgleichsmöglichkeiten, um nicht Schaden zu nehmen. Der wichtigste Rhythmus im Zusammenhang mit Anspannung/Entspannung ist der Basic Rest Activity Cycle (BRAC): Nach ca. 90 Minuten Anstrengung braucht der Organismus ca. 20 Minuten Ruhe und Erholung.

„Wir können lernen, auf diese … Aufforderung zur Regeneration und Erholung zu achten und den Weg vom Stress zur Gesundheit … zu finden", so Rossi/Nimmons (2013, 25) in ihrem Buch mit dem programmatischen Titel „20 Minuten Pause" (zur Darstellung des BRAC bsd. Rossi/Nimmons 2013, 33ff und das Diagramm auf S.24).

Bei weitgehend naturgemäßer Lebensweise und ohne akut bedrohliche Notsituation würde sich diese Erholungsphase quasi von selbst einstellen, einfach durch Aufhören der Aktivität und Einlegen einer Pause. Und es gibt auch in der Gegenwart viele natürliche, spontan naheliegende, einfache Möglichkeiten, wie der Mensch, je nach Art und Intensität der vorherigen Stressbelastung, sinnvollen Ausgleich finden kann: etwa im Rückzug allein für sich auf der Couch zu liegen und vor sich hinzuträumen oder Musik zu hören oder im Kontakt sich kurz zu einem Kaffee und einem Small Talk zu treffen oder sich mal ein Viertelstündchen anzukuscheln oder in entspannender Beschäftigung und Bewegung ein paar Schritte durch den Garten oder einen naheliegenden Park zu machen, eine Runde Tischtennis zu spielen, ein Lied zu singen usw.

Natürliche Wege zur Entspannung

- Rückzug, Ruhe, Wärme
- Kontakt, Reden, Berührung
- Beschäftigung, Spiel, Vergnügen
- Bewegung, Rhythmus

Wenn jemand auf diese Art den Ausgleich, den der Organismus braucht, tatsächlich findet, ist alles bestens in Ordnung und kein Entspannungstraining erforderlich.

Doch reichen diese Wege zur Entspannung allzu oft nicht mehr aus. Die natürlichen Rhythmen werden in der Realität des Arbeitslebens vielfach missachtet, früher religiös verankerte Phasen des Ausgleichs lösen sich auf.

Es fehlt auch an Akzeptanz für ein gesundes Nichtstun. Es passt nicht in eine Leistungs- und Spaßgesellschaft, sich im Alltag wirkliche Ruhe und Erholung zu erlauben. So sind die Pausen, die sich jemand während des Tages nimmt bzw. die er bekommt, meist zu selten, zu kurz und zu oberflächlich.

Da Zeit und Legitimation für Ruhephasen fehlen, geht bald auch die natürliche Fähigkeit zur Entspannung verloren. Selbst wenn dann einmal Zeit zur Verfügung steht, wissen viele gar nicht mehr, was gesunde Muße ist, wie sie ausreichend Ruhe finden können, geraten immer mehr in Stress, werden letztlich krank.

Wenn die Ruhe und Erholung, die der menschliche Organismus nun einmal braucht, nicht mehr spontan und natürlich gelingt, kommen manche auf unglückliche Ideen, die allenfalls kurzfristig helfen und letztlich die Situation verschlimmern. Anfangs liegen diese Strategien ganz im gesellschaftlichen Trend. Das macht sie auch so verführerisch. Wenn aber der Sport zum exzessiven Auspowern wird, was Erschöpfung mit Ruhe verwechselt, wenn beim Computerspielen oder Fernsehen nur die eine Unruhe durch eine andere ersetzt wird oder wenn Alkohol nicht mehr dem Genuss dient, sondern nur endlich die innere Unruhe betäuben soll, dann liegen die gesundheitlichen Probleme auf der Hand.

Einige suchen auch gar nicht mehr nach ausgleichender Ruhe, sondern putschen sich nur noch auf.

Die typischen Fehlstrategien

wenn es nicht mehr gelingt, spontan und natürlich zu Ruhe und Erholung zu kommen:

Erschöpfung	exzessiver Sport
Ablenkung durch starke Reize	Computerspiele, Musik
Betäubung	Alkohol, Medikamente
Aufputschung	Drogen

Spätestens hier kommen Entspannungstrainings ins Spiel. Sie haben die wichtige Aufgabe, auf eine gute Art wieder einen Zugang zu gesunder Erholung zu ermöglichen. Sie können, wenn starker Stress ausgeglichen werden muss, wirkliche Entspannung mit der notwendigen Vollständigkeit und Dauer gewährleisten.

Auch die beste Entspannung löst jedoch keine Probleme, die in der Gesellschaft oder in der Person liegen. Das ist die Aufgabe von Sozialpolitik bzw. Psychotherapie. Entspannung ist allerdings auch nicht als Flucht vor der Realität, als Ausweichen vor dem Leben zu verstehen.

Entspannung ist – in dieser unvollkommenen Welt – unverzichtbar als der bestmögliche Ausgleich zum Stress und als Befähigung und Ermutigung zu bestmöglicher Lebensgestaltung.

Auf diesem Hintergrund ist Entspannung als **Fähigkeit** zu verstehen, zu der der Mensch grundsätzlich imstande ist, die aber unter den gegebenen gesellschaftlichen Zuständen (wieder) gelernt und eingeübt werden muss.

Es geht um etwas ganz Natürliches und Elementares: die Fähigkeit, wenn man angespannt, nervös oder unruhig ist, sich niederzulassen und aus eigener Kraft in überschaubarer Zeit zu innerer Ruhe zu kommen, wie sie der Organismus zur Regeneration benötigt.

Der Erwerb der Entspannungsfähigkeit ist vergleichbar damit, schwimmen oder Fahrrad fahren zu lernen – und dann sein Leben lang über diese Fähigkeit zu verfügen.

Die Aufgabe, vor der die Teilnehmer eines fachgerechten Entspannungstrainings stehen, sollte dabei nicht unterschätzt werden. Die Entspannungsfähigkeit, die es zu erreichen gilt, ist nicht auf Knopfdruck zu haben. Soll die Entspannung dann funktionieren, wenn sie dringend gebraucht wird, muss sie vorher intensiv genug eingeübt sein. Es braucht auch die Entschlossenheit, sich die erforderliche Zeit zur Entspannung zu nehmen (der menschliche Organismus lässt sich da nicht beschleunigen), und um eine Entspannungsübung jederzeit einsetzen zu können, muss sie so gelernt sein, dass sie selbstständig durchgeführt werden kann, unabhängig von besonderen äußeren Voraussetzungen und Hilfsmitteln.

So vergleiche ich ein richtig verstandenes Entspannungstraining gerne mit einer Fahrschule – nicht mit einem Taxistand und auch nicht mit dem Treffpunkt zu einer Kutschfahrt.

Diese Ernsthaftigkeit lässt sich im heutigen gesellschaftlichen und speziell medialen Umfeld nicht leicht aufrechterhalten.

Zum Beispiel ist schon lange der Trend allgegenwärtig, Entspannung gleichzusetzen mit einer genussvollen Wellness-Behandlung, wo man sich für eine Zeit, etwa ein Wochenende, „ausklinkt" und verwöhnen lässt. Diese Art Entspannung ist auf Passivität, d.h. Abhängigkeit, angelegt. Und sie entspricht der verbreiteten Idealvorstellung vom scheinbar unbegrenzt belastungsfähigen Top-Manager bzw. der Power-Frau, die sich nach einer Phase schonungsloser Spitzenleistung mal eine kurze Luxus-Auszeit gönnt – eine auf Dauer ganz ungesunde Vorstellung.

Ähnlich problematisch ist die allgemeine Tendenz zur Beschleunigung. Auch Entspannung ist längst *„angekommen auf der Fastfood-Ebene mit ‚leckeren Relax-Häppchen' und ‚AT für zwischendurch' und die Rezeptbücher sind derzeit auf dem Stand von ‚100 Tricks und Techniken' zur blitzschnellen Entspannung ‚in Sekunden'"* (Schäfer 2008, 440. Die Zitate sind der Reihe nach entnommen aus Titeln von Lockstein/Faust 2001; Derra 1998; Wilson 1996; Sonntag 2005). Sicher sind Kurzentspannungen besser als gar keine Unterbrechung, aber sie unterwerfen sich selbst noch dem überzogenen Leistungsgedanken, dem sie eigentlich etwas entgegensetzen müssten, und sind zu wenig für einen gestressten Menschen – der braucht nach einer Zeit der Anstrengung und Anspannung zur Regeneration 10–20 Minuten wirklich erholsame Ruhe, schneller und leichter geht es nun einmal auf Dauer nicht.

Weit weg von einer selbstbestimmten Entspannungsfähigkeit sind auch die medialen Fertigprodukte. Aktuell werden die früher fast allen Entspannungsbüchern beigefügten CDs abgelöst durch „Meditations-Apps" auf dem Smartphone, die als perfekt an den Alltag angepasste Konsumform von Entspannung jederzeitige Abrufbarkeit mit vollkommener Abhängigkeit verbinden.

Neben solchen machtvollen Trends gibt es noch eine in besonderer Weise problematische Tendenz, der gegenüber eine kritische Distanz erforderlich ist, wenn man eine in ihrem Wesen richtig verstandene Entspannung angemessen praktizieren und vermitteln will: die Vermischung von Entspannung und Therapie.

Geeignete Vorgehensweisen, die dem Menschen in systematischer Form wirkliche Entspannung ermöglichen, mussten nicht völlig neu erfunden werden, sondern konnten aus vorhandenen Erfahrungen mit spirituellen Traditionen oder psychotherapeutischen Verfahren entwickelt werden.

Es lohnt sich, diese Entwicklung von Entspannungsübungen kurz zu betrachten. Denn daraus lassen sich wesentliche methodische Schlüsse ziehen für das richtige Verständnis von Entspannungstraining.

Musterbeispiel ist das Autogene Training (AT). Schultz hat dieses Entspannungsverfahren aus der Hypnose als einem seinerzeit in der Psychiatrie gut etablierten Therapieverfahren entwickelt, indem er die zentrale Methode, die Suggestion, aus dem therapeutischen Zusammenhang herauslöste und mit dem Ziel Entspannung verband. Zugleich stellte er sicher, etwa durch festgelegte Standardformeln für die Selbstsuggestion der Entspannungselemente, dass die Übung selbstständig durchgeführt werden konnte.

So ist ein außerordentlich wirkungsvolles Entspannungsverfahren entstanden. Wenn es ausreichend lange systematisch eingeübt ist, kann es innerhalb kürzester Zeit einen Weg zur Ruhe bahnen, die „Umschaltung“ (wie es Schultz genannt hat) in den Ruhezustand bewirken, den der gestresste menschliche Organismus zur Erholung braucht.

Da es sich nicht mehr um Hypnose, sondern um ein Entspannungsverfahren handelt, hat Schultz ihm auch eine spezielle Benennung, eben „Autogenes Training“, gegeben.

Damit sind die wesentlichen Schritte deutlich. Wenn ein Bereich bestimmt ist, der zur Entwicklung eines Entspannungsverfahrens geeignet erscheint, dann geht es um Folgendes:

- die zentrale Methode herauslösen,
- Entspannung/Ruhe als Ziel setzen,
- eine selbstständige Durchführung sicherstellen und
- eine passende Bezeichnung geben.

Diese Schritte sind in vielen Bereichen, die mit Entspannung in Verbindung gebracht werden, keineswegs konsequent durchgeführt. Es kommt oft zu einer unklaren Vermischung ganz verschiedener Konzepte, Ziele und Begriffe.

Ein Beispiel, wie eine allgemein noch ausstehende konsequente Entwicklung eines Entspannungsverfahrens in diesem Buch ausgeführt wird, ist der Bereich der Imagination.

Man kennt Imaginationen etwa aus Meditation und Schamanismus, aus Märchen und Fantasiereisen, als therapieorientierte Selbsterfahrungsübung oder als regelrechtes Therapieverfahren. Auf dem Hintergrund dieser Erfahrungen ist es durchaus naheliegend, dass die methodische Vorgehensweise, bildhafte Vorstellungen entstehen zu lassen, auch als „Weg zur Ruhe“ geeignet sein könnte.

Wenn nun aber Entspannung/Ruhe das Ziel ist und eine selbstständige Durchführung der Entspannungsübung gewährleistet sein soll, ist es methodisch erforderlich, einfache Ruhebilder (z.B. einen See in einer Berglandschaft) zum Inhalt der bildhaften Vorstellung zu machen und auf bestimmte Aspekte der inhaltlichen Gestaltung sowie auf die Abgrenzung etwa von Fantasiereisen oder von imaginativen Verfahren in der Therapie zu achten (2.5.4). Ein passender Begriff für dieses Entspannungsverfahren wäre „Imaginative Entspannung".

Eine in dieser Weise konsequente Entwicklung und klare methodische Abgrenzung der Entspannungsverfahren ist ein Leitgedanke dieses Buches, auch in den Bereichen Meditation, Atem und Selbsthypnose.

Etwas anders ist die Situation bei der Progressiven Relaxation (PR). Jacobson setzt naturwissenschaftlich-medizinisch bei einer notwendigen physiologischen Voraussetzung für Entspannung an: der Gelöstheit der Muskulatur. Durch sein ausgedehntes Entspannungstraining wird diese Voraussetzung geschaffen, die sich dann in verbesserter Selbstregulation des Organismus und in leichter Abrufbarkeit von Entspannung bemerkbar macht. Es wird also keine Entspannungsübung nach Art des Autogenen Trainings entwickelt.

Dennoch gilt es auch bei PR, sorgfältig auf das richtige methodische Verständnis zu achten und die Entspannung von Therapie abzugrenzen.

Natürlich haben eine gute Entspannungsfähigkeit und eine ausreichende Entspannung im Alltag, so sie denn wieder erreicht sind, auch positive gesundheitliche Auswirkungen, die sich messen und wissenschaftlich nachweisen lassen. Solche Forschungsergebnisse dienen der Legitimation von Entspannungstrainings. Doch sollte das nicht dazu führen, praktisch nur noch danach zu forschen und darüber zu berichten, bei welcher Störung bzw. Krankheit positive Effekte durch ein Entspannungsverfahren zu verzeichnen sind, d.h. den Eindruck zu erwecken, Entspannung wäre als spezifisches Heilmittel zu verstehen. Meines Erachtens widerspricht dieser in Veröffentlichungen weit verbreitete klinische Anspruch grundsätzlich dem Wesen von Entspannung.

Entspannung ist notwendiger Teil einer gesunden Lebensführung. Entspannungstraining gehört also ihrem Wesen nach zur Prophylaxe. Vor allem gesunde Personen, die allenfalls Befindlichkeitsstörungen haben, sollten daran teilnehmen.

Als solches lässt sich Entspannungstraining auch im Rahmen von Therapie und Rehabilitation sinnvoll einsetzen. Entspannungsübungen haben dort eine ergänzende und unterstützende Funktion innerhalb einer tiefergreifenden bzw. umfassenderen Therapie. Sie sind von ähnlich grundlegender Bedeutung wie gesunde Ernährung oder Bewegung. An sich ist Entspannungstraining keine Therapie.

Entspannung ist keine Therapie.

EntspannungstrainerInnen und KursleiterInnen sollten, auch wenn Personen durch spezifische Probleme, für die sie sich Hilfe erhoffen, zur Teilnahme motiviert sind, empathisch bemüht sein, nach und nach ein Verständnis von Entspannung als grundlegendem Teil von Gesundheit zu vermitteln, und nicht spezielle Heilungswirkungen in den Vordergrund stellen oder gar versprechen. Fehlt die Abgrenzung von Therapie und Entspannungstraining und sind neben Entspannung/Ruhe ständig noch andere, weitergehende Ziele im Umlauf, kann das leicht zu Schwierigkeiten führen: Entspannungsübungen werden mit überhöhten Erwartungen überfrachtet oder Entspannung erscheint nur noch als Beiprodukt oder Vorstufe von „Höherem" – beides ist der motivierten Mitarbeit in einem Entspannungstraining nicht förderlich.

Unvollkommene Abgrenzung der Entspannung von Meditation und Therapie, mit ihren jeweils ganz anderen Zielen, kann geradezu als „Geburtsfehler" allen Entspannungstrainings betrachtet werden.

Sowohl die traditionelle Meditation als auch die klassischen Methoden der Progressiven Relaxation und des Autogenen Trainings sind durch ihre Begründer verwurzelt in religiösen bzw. medizinischen Zusammenhängen und somit ursprünglich angelegt auf „höhere" Ziele, auf Heilung, Therapie, Bewusstseinsentwicklung usw.

So hat Jacobson die Progressive Relaxation (PR) ganz in der Vorstellung entwickelt, damit eine grundlegend neue Therapie besonders von Angststörungen zu etablieren. Mittlerweile weiß man jedoch, dass eine Angsttherapie umfassender sein muss und PR (oder ein anderes Entspannungsverfahren) nur eine begrenzte Rolle dabei spielen kann (Hamm 2014).

Auch Schultz hält für sein Autogenes Training (AT) letztlich am therapeutischen Gedanken fest, indem er eine regelrecht therapeutische „Oberstufe" des AT zu etablieren versucht. Die Entspannungsübung des AT wird dabei zur „Unterstufe" – aber selbst die gehört dann noch zur „kleinen Psychotherapie" (Schultz 2003, 367) und sollte nach seiner Auffassung Ärzten vorbehalten bleiben.

Das tut den Verdiensten von Schultz und Jacobson keinen Abbruch. Sie haben methodisch gut fundierte, wissenschaftlich untermauerte und nachgewiesenermaßen wirkungsvolle Entspannungsverfahren entwickelt. Ebenso verdanken wir den Traditionen von Meditation oder Schamanismus die unschätzbare Möglichkeit, von jahrhundertelanger Erfahrung mit Trance-Induktion, Achtsamkeit und Imagination für die Entwicklung von besonderen Entspannungsmethoden zu profitieren.

Die Tendenz, nicht bloß als EntspannungstrainerIn einen wertvollen Beitrag zur grundlegenden Gesundheitsvorsorge zu leisten, sondern lieber Therapeut/Arzt/Heiler/Retter sein zu wollen, sollte gesellschaftlich und persönlich bewusst werden als das psychologische Muster *„There is no glory in prevention"*, dem rational gegenzusteuern wäre.

Entspannungsübungen gehören im besten Sinn zur Gesundheitsvorsorge, genauso wie Ausdauersport, gesunde Ernährung und gute soziale Kontakte. So können sie ein erfreulicher und sinnvoller Teil des Lebens sein: angenehm, wirkungsvoll und bestärkend als Erleben persönlicher Kompetenz.

Entsprechend diesen einführenden Gedanken soll Entspannungstraining in diesem Buch auf solidem fachlichem Fundament dargestellt werden, mit dem Schwerpunkt auf der Praxis des Lernens und Vermittelns der wesentlichen Entspannungsverfahren.

Um dem Wesen der Entspannung gerecht zu werden, habe ich nur Vorgehensweisen aufgenommen, die

- zum Ziel haben, die Entspannungsfähigkeit zu fördern,
- selbstständig durchgeführt werden können und sollen („Hilfe zur Selbsthilfe"),
- unabhängig sind von körperlichem Kontakt, technischen Geräten und sonstigem speziellen Beiwerk,
- nicht mit Bewegung oder sonstiger äußerer Aktivität verbunden sind und
- in ihrer Entspannungswirkung als empirisch gesichert gelten können.

Damit ist auch schon gesagt, dass es verschiedene, gleichwertige „Wege zur Ruhe" gibt. Alle haben das gleiche Ziel: Die Person soll sich auf diesem Weg ausreichend entspannen können. Die Vorgehensweisen sind jedoch methodisch unterschiedlich.

Es ist individuell zu klären, welcher Weg der persönlich passendste ist, einfach durch Ausprobieren – eine schematische Zuordnung etwa zu Persönlichkeitstypen ist nach meiner Erfahrung weder verlässlich noch notwendig.

In Teil 2 dieses Buches werden sechs Wege der Entspannung nebeneinander gestellt:

- Meditative Entspannung (bzw. Achtsamkeits-Entspannung),
- Atem-Entspannung (bzw. Atemorientierte Entspannung)
- Progressive Relaxation nach Edmund Jacobson
- Autogenes Training nach Johannes H. Schultz

- Imaginative Entspannung und
- Selbsthypnose-Entspannung.

Bei der Darstellung der einzelnen Entspannungsverfahren habe ich besonderen Wert auf methodische Klarheit und Differenzierung gelegt. Auch wenn sich in späterer Praxis Vorgehensweisen kombinieren oder integrieren lassen, scheint es mir wichtig, erst einmal die jeweilige methodische Besonderheit herauszuarbeiten und durch differenzierende Betrachtung ein genaues Verständnis zu ermöglichen.

Übrigens ist es meine Erfahrung, dass solche Kombinationen praktisch nie notwendig sind. Wenn eine Methode sich als persönlich passend erweist und die Tür zur Entspannung öffnet, geschieht die weitere Entwicklung zur Ruhe ganz selbstständig und sicher, manchmal auch mit spontaner Einbeziehung anderer Vorgehensweisen (etwa wenn jemand beim AT auch bildhafte Vorstellungen erlebt, 2.4.1). Es ist nicht erforderlich, eine Methodenkombination zur Regel zu machen.

Es gibt **zwei methodische Hauptrichtungen**, wie Entspannungsverfahren die Entwicklung von Ruhe befördern. Einerseits geht es darum, die Unruhe bzw. das Beunruhigende loszulassen, sich davon zu lösen, inneren Abstand zu finden – die Basis-Methode der Distanzierung. Andererseits geht es darum, die Ruhe, die Entspannung kommen zu lassen, herbeizulocken, aufzubauen – die Basis-Methode der (Selbst-)Suggestion. Wie leicht zu sehen ist, gehören zu einer vollständigen Entspannung letztlich beide Aspekte.

In den sechs vorgestellten Entspannungsformen sind die beiden Hauptlinien unterschiedlich verwirklicht, die methodischen Schwerpunkte der einzelnen Verfahren lassen sich durchaus unterscheiden: Zu Loslassen/Distanz gehören schwerpunktmäßig die Meditative Entspannung und die Progressive Relaxation, zu Suggestion von Ruhe das Autogene Training und die Imaginative Entspannung, bei der Atem-Entspannung sind beide Grundlinien gleichwertig möglich, bei der Selbsthypnose-Entspannung liegt eine Integration von (suggestiver) Imagination und (dissoziativer) Loslösung vor.

Das Buch ist in erster Linie gedacht für Personen, die Entspannungstrainings durchführen (oder durchführen wollen), ob nun im Rahmen von Gesundheitsvorsorge, etwa bei Krankenkassen oder an Volkshochschulen, oder an Kliniken bzw. Praxen im Rahmen therapeutischer Maßnahmen. Es vermittelt die dafür notwendige fachliche Kompetenz auf wissenschaftlichem Niveau mit dem Schwerpunkt auf der Praxis und enthält reichlich Hinweise für Gestaltung und Durchführung von Entspannungstrainings.

Die relevanten Entspannungsverfahren werden so eingehend und ausführlich dargestellt, dass es interessierten Personen auch die Möglichkeit eröffnet, einen oder mehrere dieser sechs „Wege zu Ruhe“ selbstständig zu lernen und sich fachgerecht anzueignen, falls die Teilnahme an einem Kurs, die grundsätzlich vorzuziehen wäre, nicht möglich ist.

Das Buch kann auch für Personen in verantwortlicher Position im Gesundheitsbereich wertvoll sein, die weder selbst Entspannungsübungen erlernen noch entsprechende Kurse selbst durchführen, aber fachlich fundiert informiert sein wollen, was sie von ihren Mitarbeiterinnen und Mitarbeitern im Entspannungsbereich erwarten dürfen.

Langjährige Beschäftigung mit dem Thema Entspannung und Erfahrung mit Entspannungstrainings, vor allem als Psychologischer Psychotherapeut an einer psychosomatischen Klinik und in der Ausbildung von Entspannungstrainerinnen und -trainern an einer Akademie, stehen hinter diesem Buch. So sind teilweise vor Jahren erarbeitete und ständig erfahrungsgemäß weiterentwickelte Materialien als integrale Bestandteile in dieses Buch eingeflossen, die gelegentlich auch schon in früherer Form veröffentlicht wurden (etwa zur Programmatik Schäfer 2008, zur Progressiven Relaxation Schäfer 2005, einiges weiter Verstreute findet sich nun gesammelt in Schäfer 2020).

Bei jedem Entspannungsverfahren (außer den anders aufgebauten PR und AT) werden auch mehrere ausformulierte Übungstexte vorgelegt, die als Standardformen der betreffenden Entspannungsmethode gelten können. Die Texte zeigen beispielhaft den Übungsaufbau und passende Formulierungen für die Anleitung.

In erster Linie sind sie jedoch als „Merkblatt“ gedacht, wie sie in Kursen nach der Durchführung der Übung mit nach Hause gegeben werden, damit eine Person sich vor dem selbstständigen Üben (wenn nötig) das Blatt durchlesen und sich den Aufbau der Übung nochmals vergegenwärtigen kann.

Den Text als Anleitung vorzulesen (oder sich selbst als Audiodatei vorzusprechen), ist zwar möglich, aber weit entfernt von einer optimalen Entspannungsanleitung. Die erfordert mehr und persönlichere Worte, eine (im Schriftbild nur ansatzweise erkennbare) Rhythmisierung und Setzung von Pausen beim Sprechen sowie ein empathisches Eingehen auf Besonderheiten von Teilnehmer und Situation.

Somit deutet sich auch schon an, warum dem Buch keine CD mit Übungsanleitungen (bzw. kein Link zu einer entsprechenden App) beigefügt ist. Sie könnte zwar den Einstieg für manche erleichtern, aber sie ist nicht notwendig – gute Entspannungsübungen sind in ihrem Inhalt und Aufbau so einfach, dass eine kurze Beschreibung zum Verständnis genügt. Vor allem aber zeigt die Erfahrung, dass solche Hilfsmittel immer weiter eingesetzt werden, dass es praktisch nie zu der unabhängigen Selbstständigkeit kommt, die mit Entspannungsfähigkeit gemeint ist. Dabei ist die technisch gespeicherte Anleitung immer gleich, sie kann keine Besonderheit der Situation (wenn z.B. eine Störung eintritt) berücksichtigen und nicht den Übungsfortschritten der Person (etwa dass längere Pausen möglich und sinnvoll sind) Rechnung tragen. Die Person hat auch keine Möglichkeit zu besprechen, was ihr bei der Übung aufgefallen ist, und so können kleine Schwierigkeiten, die in einem Kurs leicht zu beheben wären, zum Abbruch jeglichen Übens und Praktizierens führen.

Entspannungstraining sollte ganz bewusst und entschieden Selbstständigkeit, Selbstverantwortung und Selbstvertrauen durch Können und Fähigkeit (entsprechend dem psychologischen Konzept der „Selbstwirksamkeit“) fördern.

Ich bin sicher, das Buch hat als Frucht meiner langjährigen fachlichen Beschäftigung mit Entspannung und meiner praktischen Erfahrung mit Entspannungsübungen und -trainings Relevantes beizutragen zum Grundverständnis von Entspannungstraining und zu den einzelnen Verfahren und bildet eine solide Basis für die Praxis.

So soll es der Gesundheit der Menschen dienen und den gesellschaftlichen Stellenwert des Arbeitsfeldes „Entspannungstraining“ erhöhen.

1 Grundlegende Gedanken und Allgemeines zur Praxis von Entspannungstrainings

1.1 Grundlegende Gedanken zu Entspannungstrainings

Vor dem Einsteigen in die Praxis der einzelnen Entspannungsverfahren sollen nun einige grundlegende Gesichtspunkte dargelegt werden, die allgemein für Entspannungstraining aufschlussreich und wesentlich sind.

Wenn jemand kaum Kenntnisse und Erfahrungen mit Entspannungstrainings hat, ist es wahrscheinlich sinnvoller, sich erst einmal mit einzelnen Verfahren (Teil 2) zu beschäftigen und danach die hier ausgeführten grundlegenden Gedanken einzubeziehen.

1.1.1 Zielperspektiven

Das Ziel Entspannung ist bei genauerer Betrachtung vielschichtig. Ich halte es für sinnvoll, vier Ebenen oder Perspektiven zu unterscheiden, um sich seiner eigenen Zielvorstellung beim Entspannungstraining bewusster zu sein und die Besonderheit einer bestimmten Entspannungsübung richtig einzuschätzen:

1. Sofortige Entspannungswirkung der durchgeführten Übung: *Bin ich jetzt nach der Übung entspannt? War das eine schöne Kursstunde?*
2. Entwicklung der Entspannungsfähigkeit: *Habe ich etwas dazugelernt, um später, wann immer ich es brauche, punktuell selbstständig zur Ruhe kommen zu können?*
3. Verbesserung der Selbstregulation des Organismus: *Gerate ich, seit ich die Übungen mache, weniger in Anspannung und Unruhe?*
4. Entwicklung einer Lebenshaltung der Gelassenheit: *Gewinnt Gelassenheit immer mehr Bedeutung in meinem Leben?*

Natürlich schließen sich die verschiedenen Zielperspektiven nicht gegenseitig aus, sondern entwickeln sich im besten Fall nach und nach mit fließenden Übergängen.
Die Frage ist allerdings:

- *Worauf kommt es mir hauptsächlich an?*
- *Worauf ziele ich ab, wenn ich selbst eine Entspannungsübung mache?*
- *Was will ich vor allem vermitteln, wenn ich eine Entspannungsübung anleite?*

Entspannungsübungen lassen sich fachlich-methodisch diesen Zielebenen zuordnen.

Die meisten Entspannungsübungen, wie z.B. das Autogene Training, zielen hauptsächlich auf die Fähigkeit, punktuell bei Bedarf einen Entspannungszustand entstehen lassen zu können (Stressbewältigung). Die Übung steht dann quasi bereit als Werkzeug zur bewussten Herstellung der inneren Ruhe.

Eine Entspannungsübung kann in diesem Sinn als stete Prophylaxe ritualisiert im Tagesablauf eingesetzt werden (durchaus vergleichbar mit dem Zähneputzen), oder sie findet Anwendung in kritischen Situationen, um eine aktuell erhöhte Spannung auf ein gesundes Maß „runterzufahren".

Nach längerem Üben, wenn also die Übung gut „verankert" ist, lässt sich manchmal eine ausreichende Wirkung auch kurz „abrufen", ohne dass die Übung vollständig durchgeführt werden muss. Bei einer Imaginativen Entspannung genügt dann etwa die einfache Vergegenwärtigung des eingeübten Bildes.

Andere Entspannungsübungen zielen weniger auf die Bereitstellung einer unmittelbar wirkungsvollen Übung, sondern sind eher zu verstehen als Training zum Aufbau einer guten Entspannungsselbstregulation des Organismus (Schutz vor Stress). Dafür ist die Progressive Relaxation ein Beispiel.

Manche Übungen, vor allem der meditativen Richtung, zielen von Anfang an sehr stark auf die Entwicklung einer Lebenshaltung der Gelassenheit, was mehr ist, als im Rahmen eines Entspannungstrainings normalerweise erwartet werden kann.

Wellness-Entspannungen, wie z.B. Entspannungsmusik im Ruheraum des Saunabereichs, sind praktisch nur auf die sofortige Wirkung orientiert.

Durch ein klares Verständnis der Zielebenen lässt sich mancher Enttäuschung im Teilnehmerkreis und bei der Leitung eines Entspannungstrainings vorbeugen. Wer z.B. lediglich das Ziel 1 oder allenfalls 2 vor Augen hat, wird in einem fachgerechten Kurs der Progressiven Relaxation kaum zufrieden sein. Ein verständnisvolles Besprechen und Erklären könnte eventuell die Motivation „retten".

Ein Entspannungstraining sollte meiner Ansicht nach vor allem auf den Zielebenen 2 und 3, also Entspannungsfähigkeit und Selbstregulation, angesiedelt sein.

Die Ziele des Entspannungstrainings

Ein fachgerechtes Entspannungstraining dient der systematischen Entwicklung der **Entspannungsfähigkeit als Hilfe zur Selbsthilfe**.
Es ist gedacht für Menschen, die spontan und natürlich nicht mehr ausreichend zur Ruhe kommen bzw. die für solche Zeiten prophylaktisch etwas lernen möchten.
Die Teilnehmenden sollen also eine Entspannungsübung so lernen und üben,

- dass sie befähigt sind, **selbstständig und sicher** einen wirklich erholsamen Entspannungszustand herbeizuführen, d.h. möglichst unabhängig von
  - anderen Personen (Anleitung, Berührung),
  - äußeren Hilfsmitteln (Smartphone, CD, Musik),
  - speziellen situativen Bedingungen (Liegestuhl, Duft);
- dass die **unbewusste Selbstregulation des Organismus** bezüglich Entspannung/Erholung sich deutlich verbessert,
- dass sich in der Person eine gesunde **Lebenshaltung der Gelassenheit** entwickelt.

Bedenke:

- Entspannung behebt nicht die Ursachen von übermäßigem Stress.
- Entspannung ist mehr als kurze Ablenkung und etwas anderes als Sich-Verwöhnen-Lassen.

1.1.2 Entspannungszustand

Gemeinsames Ziel aller Entspannungsverfahren ist es, der Person in ausreichendem Maß wirkliche Entspannung zu ermöglichen. Die Person soll (nach einiger Zeit) imstande sein, oft und lang genug einen richtigen Entspannungszustand zu erreichen, punktuell durch die jeweilige Entspannungsübung und/oder durch die verbesserte Selbstregulation des Organismus. Die Fähigkeit, diesen „Weg zur Ruhe“ erfolgreich zu gehen, wird durch das Entspannungstraining aufgebaut.

Ein Entspannungstraining, das der wirklichen Bedeutung von Entspannung gerecht wird, achtet dabei auf Individualität, Intensität und Autonomie. Es ermöglicht, den eigenen, selbstständigen Weg zur Entspannung zu finden.

Im Entspannungstraining kann die Person die jeweilige Entspannungsübung unter Anleitung kennenlernen und ausprobieren und danach zu Hause selbstständig einüben. Dann entwickelt sich daraus die erwünschte Fähigkeit.

Dazu ist es hilfreich, etwas Grundwissen, eine Vorstellung von einem Entspannungszustand, der wirkliche Ruhe und Erholung bedeutet, zu haben, das aber möglichst nicht nur theoretisch, sondern in Verbindung mit praktischer Erfahrung. So sollte eine gerade durchgeführte Entspannungsübung zumindest ansatzweise einen Entspannungszustand herstellen. Das motiviert auch zu konsequentem Weiterüben.

Was sind die **Merkmale eines Entspannungszustandes**? Natürlich ist er Gegenstück zu Anspannung, Nervosität und Stress. Physiologisch lässt also im Bereich des vegetativen Nervensystems die Aktivität des (für Stress zuständigen) Sympathikus nach. Im Wesentlichen ist im Entspannungszustand der (für Erholung zuständige) Teil bestimmend, der Parasympathikus genannt wird.

Die Gehirnaktivität ist vor allem gekennzeichnet durch Alpha- und Theta-Wellen im EEG. Durch Biofeedbackgeräte lässt sich z.B. auch zeigen, dass sich die Hautleitfähigkeit, die bei Stress meist erhöht ist (feuchte Hände), in der Entspannung verringert.

Solche Gerätemessungen und fachmedizinische Beschreibungen sind allerdings eher für wissenschaftliche Untersuchungen relevant. In der Praxis von Entspannungstrainings steht im Vordergrund, die Entwicklung eines Entspannungszustandes konkret und unmittelbar selbst wahrzunehmen und zu beobachten – und ihn (trotz Überschneidungen) vom Schlafzustand zu unterscheiden.

Obwohl Schlaf meist auch Entspannung und Erholung bedeutet, hat der Entspannungszustand einen eigenen Wert, der sich nicht durch Schlaf ersetzen lässt. Entspannung ist zu verstehen als ein Zustand zwischen Wachen und Schlafen, ein Ruhezustand bei Bewusstsein, und das wache, bewusste Leben braucht in sich einen guten Rhythmus. Es ist sogar so, dass tagsüber fehlende oder unzureichende Erholungsphasen die nächtliche Schlafqualität beeinträchtigen.

Einschlafen bei einer Entspannungsübung ist zwar insofern ein gutes Zeichen, als sich da schon eine beträchtliche Entspannung entwickelt haben muss (sonst könnte man nicht einschlafen), und eine gelernte Entspannungsübung lässt sich tatsächlich eventuell auch als Einschlafhilfe nützen. Dennoch ist Einschlafen nicht das Ziel einer richtig verstandenen Entspannungsübung, und

Teilnehmern sollte immer klar sein, dass sie bei einem Entspannungstraining sind, nicht bei einem Einschlaftraining.

Der Unterschied zwischen Entspannungszustand und Schlaf lässt sich im EEG zuverlässig nachweisen (Petermann/Vaitl 2014, 44). Die sichersten praktischen Anzeichen für Schlaf in einer Entspannungsgruppe sind Schnarchen und fehlende Reaktion auf die Anleitung zur Beendigung der Übung. Bei unerfahrenen Personen kommt es öfter vor, dass sie glauben, geschlafen zu haben, während sie „nur" einen intensiven Entspannungszustand erreicht hatten. Zum angemessenen Umgang mit Einschlafen als Störung im Entspannungstraining in 1.2.3 „Durchführung".

Wie lässt sich nun ein Entspannungszustand im Einzelnen wahrnehmen, insbesondere spüren (für jemand, der selbst die Entspannungsübung durchführt) und sehen (für jemand, der anleitet)? Fangen wir mit letzterem an: Was ist von außen zu beobachten?

- Der Körper wird ruhig, anfängliche kleine Unruhebewegungen, z.B. ein Flattern der Augenlider, hören auf.
- Bei offenen Augen werden die Pupillen locker weit (nicht stark geweitet wie bei Angst!), der Blick wirkt träumerisch, „leer".
- Die Muskulatur wird locker, z.B. liegen die Lippen nur noch leicht aneinander, die Gesichtszüge wirken weicher, symmetrischer, gelöster (manchmal wie ein stilles Lächeln), im Liegen fallen die Fußspitzen weiter auseinander.
- Die Haut besonders an den Wangen bekommt eine sanft rötliche Tönung (nicht die für Aufregung markanten roten Flecken!).
- Manchmal werden Darmgeräusche hörbar.
- Der Atem fließt in der Entspannung gleichmäßig und langsamer (ca. 1/3 weniger Atemzüge als sonst), er reicht bis in den Bauchbereich hinunter (in diesem Sinn „tief"), aber mit wenig Volumen (also flach). Gelegentlich wird der Übergang zum Ruhe-Atem durch einen deutlichen Seufzer-Atemzug erkennbar.

Das meiste davon und noch mehr ist für die Person selbst auch spürbar:

- Die Ruhe und Lockerung der Muskulatur wird oft als eine Art angenehmen Schweregefühls empfunden, bei fortgeschrittener Entspannung dann eher als Leichtigkeit, schwebendes Gefühl.
- Typisch für intensive Entspannung ist auch ein Verschwimmen der Körpergrenzen (deren Wahrnehmung im Entspannungszustand ja tatsächlich nicht mehr wichtig ist).

- Im Kreislaufsystem führt die Ruhe und Lockerung durch Erweiterung der Blutgefäße zu Wärmeempfindungen in Haut und Gliedern, später mehr im Körperinneren (dann frösteln manche außen eher und können eine Zudecke gut brauchen).
- Die Beruhigung des Herzschlags (Verringerung der Herzrate), und das Absinken des Blutdrucks werden meist nur vage angenehm empfunden.
- Ein besonderes Gefühl von Gelöstheit, innerem Abstand oder mehr träumerisch ein freies Spiel der Fantasie können sich entwickeln.

Für Anfänger können Empfindungen, die manchmal zu Beginn der Übung und gerade auch bei der Entwicklung einer ungewohnt intensiven Entspannung auftreten, erst einmal irritierend sein, z.B.

- anfänglich eher geschärfte Wahrnehmung von z.B. Außengeräuschen, Ohrgeräuschen, Schmerzen,
- starke Wärmeempfindung, z.B. als Kribbeln oder „Hitzewelle“,
- verstärkter Speichelfluss (typische Parasympathikusaktivität),
- die bereits erwähnten Darmgeräusche,
- ebenfalls bereits angesprochen, die Verzerrung der Körpergrenzen, z.B. das Gefühl, Körperteile seien größer,
- Schwindelgefühl, Übelkeit durch Absinken des Blutdrucks.

Diese Erfahrungen müssen angemessen erklärt und eingeordnet werden, auch Möglichkeiten einer eventuell notwendigen Gegensteuerung vermittelt werden (z.B. Verringerung der Entspannungsintensität durch bewusste kleine Bewegungen, stärkeres Atmen oder Offenhalten der Augen), damit die Irritation sich nicht zu einer Blockierung auswächst.

Insofern ist ein Hintergrundwissen über die Physiologie des Entspannungszustandes hilfreich, das auch Dinge einschließt, die sich nicht unmittelbar beobachten lassen (allgemeines medizinisches Grundlagenwissen bei Huch/Jürgens 2011; Faller/Schünke 2008; speziell zur Neurobiologie der Entspannung Petermann/Vaitl 2014, 35ff; Derra 2017, 16ff).

Ein zentral wichtiger Aspekt eines Entspannungszustandes, wie er durch Entspannungstraining angestrebt wird, ist das Merkmal des Nicht-Tuns. Wirkliche Entspannung, die der Erholung und Regeneration dient, ist gekennzeichnet durch ein Aufhören allen willentlichen Tuns, jeglicher muskulärer oder geistiger Aktivität. Das hat insbesondere Jacobson bei seiner Erklärung der Progressiven Relaxation immer wieder betont.

Das heißt natürlich nicht, dass der Mensch in der Entspannung vollkommen stillgelegt wäre. Es gibt, ähnlich wie im Schlaf, autonome Aktivitäten wie den

Blutkreislauf, den Atem sowie bestimmte Gehirnaktivitäten. Aber das absichtliche, bewusste Tun hört vollständig auf.

So ist die Durchführung einer Entspannungsübung als eines bewussten aktiven Tuns (das „Gehen des Wegs zur Ruhe“) zu unterscheiden vom dadurch schließlich erreichten Entspannungszustand („in der Ruhe sein, nichts mehr tun, sich nur noch erholen“). Darauf wird weiter unten noch eingegangen (1.2.3, dort bsd. „Nutzung“).

Übungen, die Ruhe mit Bewegung oder anderem Tun verbinden, also eine teilweise Entspannung ermöglichen, haben durchaus ihren Sinn und Wert, etwa für eine optimale Gestaltung von Abläufen im Alltag. Das lässt sich z.B. am Bogenschießen gut aufzeigen (Schäfer 2018, 50ff). Dennoch ersetzen sie nicht die regenerative Entspannung, um die es in diesem Buch geht.

1.1.3 Sprachformen

Vor dem Einstieg in die Praxis der Entspannung sollte auch ein Bewusstsein für die verschiedenen sprachlichen Möglichkeiten vorhanden sein.

Eine naheliegende, einfache und direkte Sprachform der Anleitung einer Entspannungsübung ist die **Aufforderung**.

- *Lassen Sie Ihren Atem frei fließen!*
- *Spüren Sie den Kontakt mit der Unterlage!*

Eine andere, häufig verwendete Form ist die **direkte Suggestion**.

- *Sie spüren das Kommen und Gehen des Atems.*
- *Wohlige Wärme breitet sich im Körper aus.*

Hier wird das, was geschehen soll, bereits als Tatsache formuliert, also suggeriert („untergeschoben“).

Wo es für die angesprochene Person passt, ist diese Form sehr klar und wirksam, aber sie kann dadurch auch Widerstand auslösen, dass sie logisch eine Unterstellung ist, also eine besonders rigide Form von Befehl, in der Widerspruch gleichsam undenkbar ist. Die Suggestion kann durch eine Aufforderung eingeleitet werden, z.B.

- *Spüren Sie die Wärme in Ihren Händen!*

bleibt aber dabei in der Hauptsache Suggestion (in diesem Fall von Wärme). (Eine Aufforderung ohne Suggestion wäre an dieser Stelle:

- *Spüren Sie Ihre Hände, jede kleinste Empfindung!*

Daneben gibt es die **indirekte Suggestion**. Damit ist in praktischer Vereinfachung gemeint, dass das, was erreicht werden soll, lediglich als Möglichkeit in den Raum gestellt wird.

- *Vielleicht spüren Sie eine Wärme in den Händen ...*
- *Manchmal entwickelt sich eine Art schwebender Leichtigkeit, ganz gelöst ...*
- *Es kann sehr angenehm sein, wenn der Atem ruhiger und gleichmäßiger wird ...*
- *Egal, wie ruhig Ihr Atem inzwischen geworden ist ...*

Hier ist deswegen logisch kein Widerspruch möglich, weil ja nichts direkt behauptet wird. Dennoch bleibt es auch in dieser sanften, freien Form eine Suggestion, dadurch dass das Erwünschte ausgesprochen und „schmackhaft" gemacht wird. Sprachlich empfindsame Menschen können darauf als auf eine besonders raffinierte Unterstellung durchaus ablehnend reagieren.

Schließlich ist noch die **offene Prozessanleitung** möglich, die nur das Geschehen und den Bereich anspricht, ohne etwas Spezielles zu suggerieren, ohne zu etwas aufzufordern.

- *Auch die Füße sind da, dort ganz unten ...*
- *Der Atem hat seinen Rhythmus.*

Dass auch eine solche offene Formulierung die Entspannung fördern kann, ergibt sich aus der Gesamtsituation: Es ist klar, dass es um Entspannung geht.

Die gewählte Sprachform sollte einerseits zur jeweiligen Entspannungsübung passen. Eine naheliegende Zuordnung ist z.B.

- Progressive Relaxation -> Aufforderung
- Autogenes Training -> direkte Suggestion
- Imaginative Entspannung -> indirekte Suggestion
- Meditative Entspannung -> offene Prozessanleitung

Es geht dabei jedoch nicht um zwanghafte Ausschließlichkeit, sondern um Sprachbewusstsein und ein Gefühl für das Passende, also durchaus flexibel, doch in sich schlüssig. So kann z.B. eine Imaginative Entspannung gut mit Aufforderungen beginnen, dann zu klaren direkten Suggestionen übergehen und erst danach überwiegend in indirekten Suggestionen gehalten sein, damit sich die Fantasie freier entfalten kann.

Allerdings sollte natürlich die Sprachform auch zur angesprochenen Person passen. Wenn sich im Verlauf bzw. in der Feedbackphase immer wieder eine Irritation zeigt, sollte der Übungsleiter bzw. die –leiterin flexibel genug sein, beim nächsten Mal anders zu formulieren.

Doch gilt dabei auch noch, dass die gewählte Sprachform der anleitenden Person soweit „liegen" sollte, dass sie sich für sie stimmig, natürlich anfühlt.

Zur Sprachform gehört auch die Entscheidung zwischen „Du" und „Sie", die jedoch normalerweise der Handhabung in der gesamten Kurssituation entsprechen wird. Offen ist dabei noch, ob der Kursleiter die Einzelperson anspricht:

- *Lenke deine Aufmerksamkeit jetzt auf deinen Atem*

oder die Gruppe als Ganzes

- *Lenkt eure Aufmerksamkeit jetzt auf euren Atem*

(was sich in der Sie-Form vermischt: *Lenken Sie Ihre Aufmerksamkeit auf den Atem* kann ebenso gut individuell wie kollektiv verstanden werden).

Die Verwendung der Einzahl entspricht dem üblichen Erleben von Entspannung: Jeder entspannt sich individuell auf seine Weise (insbesondere dann zu Hause bei der selbstständigen Durchführung). Irritierend kann dennoch sein, dass dabei gleichsam so getan wird, als wären die anderen gar nicht da.

Durch die Verwendung der Mehrzahl wird diese Gemeinsamkeit gerade besonders betont, was auch als zu stark, als bedrängend und einengend empfunden werden kann (eine Entspannungsübung ist persönlicher als Gymnastik). Das wird noch deutlicher bei der Verwendung von „wir":

- Wir lenken jetzt unsere Aufmerksamkeit auf unseren Atem.

Das bezieht auch noch die anleitende Person mit ein und erinnert dann manchmal an die Karikatur von Krankenschwester-Kommunikation „Jetzt nehmen wir mal schön brav unsere Schlaftablette".

So empfiehlt es sich sehr, sich der eigenen Sprachgewohnheiten bewusst zu werden und ein Gefühl für die verschiedenen Möglichkeiten zu entwickeln. Ein „wir" oder „ihr" passt z.B. besser ganz am Anfang, um das gemeinsame Beginnen zu betonen, während mit fortschreitender Entspannung das „du" bzw. „Sie" stimmiger wird.

Weitere Möglichkeiten sind noch Formen, die niemanden direkt ansprechen, sondern neutral-sachlich bleiben oder über Identifikation funktionieren.

- *Es kann sehr beruhigend wirken, seinen eigenen Atemrhythmus zu spüren.*
- *Der Atem kommt und geht, wie Wellen am Strand.*
- *Wie ein Tier im Winterschlaf, warm und sicher ...*

Möglich wäre in diesem Sinn sogar die Ich-Form:

- *Ich lenke jetzt meine Aufmerksamkeit auf meinen Atem.*

Wenn jemand das nicht als persönliche Aussage der anleitenden Person nimmt, sondern sich leicht mit dem „Ich" identifizieren kann, ist das die ideale Sprachform zur Selbstanleitung zu Hause.

An dieser Stelle soll auch noch erwähnt werden, dass eine Entspannungsübung auch gezielt abgehoben werden kann von der üblichen Kommunikation im Kurs, z.B.

- „Sie" im Kurs, „du" in der Entspannungsübung (wichtig: vorher Erlaubnis einholen!).
- Englisch im Kurs, Deutsch in der Entspannungsübung.

Auch ein Sprecherwechsel innerhalb der Übung funktioniert ähnlich:

- Person A: Anleitung zu Beginn und am Ende.
- Person B: Anleitung der eigentlichen Übung.

1.2 Allgemeines zur Praxis von Entspannungstrainings

Einige allgemeine Gesichtspunkte, die für die praktische Durchführung jeglichen Entspannungstrainings relevant sind, sollen vorweg ausgeführt werden.

Auch hier gilt: Wer kaum Erfahrungen mit Entspannungstrainings hat, beschäftigt sich besser erst einmal mit einzelnen Verfahren (Teil 2), bevor er die allgemeinen Hinweise dieses Kapitels einbezieht.

1.2.1 Ritualisierung

Jede Entspannungsübung funktioniert besser, wenn sie in einen festen Ablauf eingebettet ein kleines Ritual geworden ist. So hilft es besonders in der Lernphase,

- die Übung möglichst immer am selben Ort durchzuführen, und zwar an einem Platz, der nicht schon anderweitig definiert ist (also nicht der Fernsehsessel, nicht das Bett),
- möglichst immer in derselben Körperhaltung, die für die Entspannung reserviert sein sollte (also nicht die Schlafhaltung),
- möglichst immer zur gleichen Zeit (günstig sind meist Übergangsphasen, z.B. zwischen Arbeit und Freizeit) und
- immer wieder mit derselben kleinen Auftakthandlung (z.B. einem tiefen Durchatmen) und/oder mit demselben Auftaktgedanken (z.B. „Okay – ganz ruhig!").

Ein solches ritualisiertes Herstellen der günstigen Bedingungen für einen guten Übungsverlauf vermittelt in sich schon Ruhe und Sicherheit und erleichtert dadurch den „Weg in die Ruhe".

Wie man sieht, handelt es sich bei den Einzelheiten des Rituals um einfache, praktische Dinge, die sich später im Alltag leicht freier handhaben lassen. Es wäre unglücklich, hier zu viel des Guten zu tun, etwa durch begleitende Musik, Düfte, Kerzenlicht usw. Am Anfang mag so etwas eine angenehme Stimmung schaffen, es ist jedoch nicht notwendig und bewirkt letztlich eine hinderliche Abhängigkeit, als ob nur unter diesen speziellen Bedingungen Entspannung möglich wäre.

Bei regelmäßiger Anwendung verknüpft sich das Ritual nach und nach immer fester mit der Entspannungserfahrung, es kommt zu einer Konditionierung (oder „Verankerung"), die manchmal sogar ein augenblickliches Herbeiführen eines Entspannungszustandes ermöglicht.

1.2.2 Grundbedingungen

Eine gelingende Entspannungsübung hat im Grunde nur zwei Voraussetzungen:

1. eine einigermaßen ruhige, sichere Situation,
2. eine passende Beschäftigung der Aufmerksamkeit.

Die **Situation** hat wiederum zwei Aspekte: Raum und Zeit.
Der Raum sollte „reizarm" sein, also in unauffälliger Weise angenehm: genügend warm, gedämpftes Licht, wenig Geräusche. Extreme sind hinderlich: sowohl Hitze als auch Kälte, sowohl grelles Licht als auch absolute Finsternis, sowohl Presslufthämmern als auch Totenstille.

Die Situation sollte auch sicher sein, d.h. frei von Gefahr und dem Risiko ernsthafter Störung. Während einer Telefonbereitschaft zum Beispiel kann ein Anfänger keine gute Entspannungsentwicklung erwarten, ebenso wenig, wenn ein im Nebenraum schlafendes Kind zu beaufsichtigen ist.

Und die Zeit sollte ausreichend sein: Für eine wirklich erholsame Entspannung brauchen die meisten Menschen 10–20 Minuten (s. Einführung), insgesamt sollten also 30 Minuten zur Verfügung stehen, damit kein Zeitdruck entsteht.

Natürlich sind wenige Minuten Entspannung besser als gar nichts, und wer eine Übung schon intensiv trainiert und wirklich verinnerlicht hat, profitiert auch davon. Doch es hat wenig Sinn, als Anfänger mit der Vorstellung anzukommen, täglich höchstens 5 Minuten Zeit zu haben. Sich die notwendige Zeit zu nehmen und die erforderlichen räumlichen Bedingungen zu schaffen, ist einfach Voraussetzung für Entspannung und umso mehr natürlich für den Erwerb der Entspannungsfähigkeit.

Wenn, wie so oft, die ausreichende spontane, natürliche Entspannungsfähigkeit verloren gegangen ist, gehört notwendig noch das Zweite dazu, damit nicht trotz (oder sogar wegen) der ruhigen Situation eher wieder Unruhe aufkommt: eine **Beschäftigung der Aufmerksamkeit**, passend zur Person und geeignet zur Beruhigung des Organismus.

Die geeignete Vorgehensweise kann individuell sehr verschieden sein. Das extremste Beispiel, das mir begegnet ist, war das mentale Erfinden und Lösen von Aufgaben der höheren Mathematik (für die betreffende Person eine leichte Aufgabe).

Das Entscheidende ist, dass die Vorgehensweise so attraktiv und angenehm ist, dass sie als Ablenkung wirklich funktioniert. Wer eine Übung als langweilig oder sogar unangenehm empfindet, wird innerlich sehr schnell abschweifen zu den üblichen Gedanken und Gefühlen, d.h. zur gewohnten Unruhe.

Allerdings sollte klar sein, dass Ablenkung zwar ein wesentlicher Aspekt von gelingender Entspannung ist, aber durchaus nicht umstandslos mit vollständiger Entspannung gleichgesetzt werden kann. Manches, was als Ablenkung funktioniert (z.B. ein Computerspiel), schafft nur Abwechslung in der Art der Unruhe, keine wirkliche Erholung.

Außerdem ist natürlich anzunehmen, dass eine Entspannungsübung nicht gleich beim ersten Ausprobieren die Meisterschaft in Entspannungsfähigkeit herbeizaubert. Etwas Geduld ist schon erforderlich. Dennoch sollte für die Person unmittelbar deutlich sein, dass ihr die Vorgehensweise „liegt“, sie sollte schon bald das Gefühl haben, es lohnt sich und macht Freude, weiterzuüben.

1.2.3 Übungsablauf

Der Gesamtablauf der praktischen Durchführung, wenn Zeit und Raum zur Verfügung stehen und eine (voraussichtlich) passende Übung ausgewählt ist, lässt sich in vier Abschnitten beschreiben:

1. Einstieg,
2. Durchführung,
3. Nutzung,
4. Beendigung.

Einstieg

Zum Einstieg in die Übung gehören im Wesentlichen drei Dinge: das Einnehmen der Körperhaltung, die Wahrnehmung der Situation und die Sicherstellung der inneren Bereitschaft.

Grundsätzlich ist eine Körperhaltung für Entspannung desto geeigneter, je weniger Körperspannung, sprich Muskelaktivität, sie erfordert. Insofern ist Stehen (wie bei den meisten entspannenden Bewegungsübungen) von vornherein vergleichsweise ungünstig, erlaubt schlichtweg keinen vollständigen Entspannungszustand. (Dafür haben Bewegungsübungen andere Vorteile: Sie kommen z.B. einem Bewegungsbedürfnis entgegen und machen es leichter, aufmerksam bei der Sache zu bleiben).

Die meisten Menschen bevorzugen spontan das Liegen, was auch physiologisch ganz richtig ist. In der Durchführung ist dann eher die Nähe zum Schlaf ein Problem. Deswegen sollte, wie bereits erwähnt, bewusst nicht die gewohnte Schlafhaltung eingenommen werden, sondern ritualisiert eine spezielle Entspannungslage, meist die offene Rückenlage.

Da auch grundsätzlich keine Schmerzen oder Beschwerden auftreten sollten, empfiehlt sich bei flachem Liegen auf einer Bodenmatte meist ein kleines Kissen als Nacken-Kopf-Stütze, manchmal kann auch ein Kissen unter den Knien notwendig sein.

Auch hier ist daran zu denken, nicht zu viel des Guten zu tun (1.2.1 „Ritualisierung“): Es darf nichts ernsthaft stören, aber es geht nicht um ein Einbetten in vollkommener Bequemlichkeit.

Übrigens bieten Klagen über leichte Unbequemlichkeiten in der Kurssituation eine gute Gelegenheit, auf die Vorteile des häuslichen Übens hinzuweisen.

Wegen ihrer Alltagstauglichkeit ist oft die sitzende Haltung die beste Lösung. Sie erfordert kaum Muskelspannung (überhaupt nicht, wenn eine Kopfstütze vorhanden ist) und lädt trotzdem nicht so zum Schlafen ein. Empfehlenswert ist dabei, die Füße ganz auf dem Boden aufruhen zu lassen (keine übereinandergeschlagenen Beine), die Hände einzeln locker auf Armlehnen oder Oberschenkeln (nicht die Arme oder Hände verschränken), Rumpf eher aufrecht, Kopf gut in der Mitte, und die Augen zu schließen.

Letzteres ist ein besonderer Punkt. Möglichst sollen die Augen geschlossen werden, da das Ausschalten optischer Reize viel zur Ruhe beiträgt. Es ist aber nicht unbedingt nötig. Wer die Augen lieber offen lassen möchte, sollte allerdings den Blick an einer Stelle etwa auf Augenhöhe ruhen lassen (kein gesenkter Blick, kein angestrengtes Fixieren, eher offen träumerisch sozusagen „ins Leere“ schauen).

Zweitens gehört zu einem guten Einstieg, sich Zeit zu lassen, die Dinge der Umgebung wahrzunehmen, soweit sie eben noch wahrnehmbar sind, sowie sich selbst wahrzunehmen (z.B. im Kontakt mit dem Boden oder den eigenen Atem), d.h. sich vertraut zu machen mit der Situation. Darin liegt eine notwendige Absicherung: *Ist wirklich alles klar und sicher?* Zudem etabliert dieser Teil bereits eine Haltung der offen wahrnehmenden Achtsamkeit, die für Entspannung grundlegend ist.

Drittens gehört zum Einstieg die klare Feststellung der inneren Bereitschaft zum Übungsbeginn: *Ist alles in Ordnung, bin ich so weit?*

So ist der Beginn der eigentlichen Übung auch ein eigener Entschluss in eigener Verantwortung, eine Prüfung der Motivation: Kann und will ich jetzt wirklich zur Ruhe kommen bzw. meine Entspannungsfähigkeit üben?

Durchführung

In der Durchführung der gewählten Entspannungsübung gilt es, so gut wie möglich mit der ganzen Aufmerksamkeit dabei zu bleiben.

Natürlich können Störungen und Ablenkungen auftreten, von außen z.B. durch Geräusche, innerlich z.B. durch eine Schmerzempfindung oder abschweifende Gedanken. Am günstigsten ist dann meistens, die Störung schlicht zur Kenntnis zu nehmen, möglichst ohne sich zu ärgern, und sich dann wieder dem Übungsablauf zuzuwenden (kein Ankämpfen, Wegschieben, willentliches Ignorieren). Ein Bild dafür ist die kleine Wolke am sommerlich blauen Himmel, die allmählich davonschwebt.

Umgang mit Störungen beim eigenen Üben

- zulassen – und sich wieder auf die Übung orientieren
- nicht
  - dagegen ankämpfen/wegschieben/unterdrücken
  - sich ärgern/Vorwürfe machen
  - verleugnen
- vorübergehen lassen *(bildhaft wie eine Wolke an blauem Himmel, wie ein davon schwimmendes Blatt in fließendem Wasser, wie ein Wassertropfen, der sich sammelt und dann fällt)*
- vorläufig beiseite stellen wie ein Paket
- sich davon begleiten lassen (z.B. *„begleitet von den Geräuschen der Umgebung"*)
- die innere Distanz vergrößern (als ob weiter weg, leiser, schwächer)
- sich innerlich entschließen: „Ich bewahre die Ruhe"
- mutig umdeuten: *„Jede Störung vertieft die Ruhe"*

Derselbe Grundgedanke gilt auch bei Störungen während des Anleitens einer Entspannungsübung. Am praktischen Beispiel des Einschlafens eines Teilnehmers bzw. einer Teilnehmerin soll deutlich werden, wie differenziert und verantwortungsvoll mit Störungen umgegangen werden kann:

Umgang mit Störungen beim Anleiten

Beispiel: Einschlafen/Schnarchen
- ignorieren (wenn die Störung minimal ist)
- Anleitung modifizieren (weckende Worte, lauter sprechen, in Richtung der Person sprechen)
- umdeuten (z.B. *„Jede Störung vertieft die Ruhe"*)
- inkorporieren (d.h. die Gruppe abschirmen durch verstecktes Aufnehmen in die Anleitung), z.B.
  - *„begleitet von den Geräuschen der Umgebung"*
  - *„bei jedem Atemzug"*
  - **„möglichst** *gut spüren"*
- unterbrechen (die Person direkt ansprechen, wecken durch Berührung – nur nach Ankündigung bzw. Absprache!)
- Hinweis: Nie ein anderes Gruppenmitglied „aufpassen" lassen!

- nachbesprechen (unbedingt bei wiederholtem Vorkommen durch Vereinbarung Wachheit sicherstellen, z.B. Sitzen statt Liegen, Augen offen lassen)

Hinweis: Die Person schützen vor Angriffen aus der Gruppe!

Sprechweise

An dieser Stelle soll auch etwas zur Sprechweise bei der Anleitung gesagt werden. Während der Anfang (wie später die Beendigung) eher im Alltagston gehalten ist (auch diese Abrundung ist ein Stück Ritualisierung), wird die Stimme und Sprechweise während der eigentlichen Übung ruhiger, leiser, gleichmäßig rhythmischer (am besten in intensiver Anlehnung an den Atemrhythmus), wie es der Sache entspricht und dem entspannten Zustand der anleitenden Person selbst. Wenn sie ein Stück mitgeht in der Entspannung (natürlich ohne die verantwortliche Kontrolle über die Gruppensituation zu verlieren), wird die Anleitung stimmig und glaubwürdig. Ganz unnötig sind künstlich übertriebene Sprechweisen wie die sanft verführerische Schlafzimmerstimme, der betont distanzierte Oberlehrerton, die schauspielerisch dramatisierende Märchenerzählung.

Wesensmerkmal einer guten Entspannungssprechweise ist vor allem der gleichmäßige Rhythmus, der lebendig genug ist, die Aufmerksamkeit zu halten, und ruhig genug, die Entspannung zu fördern.

Die Erfahrung lehrt dann auch, im Lauf der Übung allmählich weniger zu sprechen (nur so viel eben nötig ist, um die Aufmerksamkeit der Teilnehmer und Teilnehmerinnen bei der Übung zu halten), mehr und längere Pausen zu lassen (ohne dass „der Faden reißt"), einzelne Wörter und Formulierungen ruhig auch mal zu wiederholen (das kritische Bewusstsein mit seiner Erwartung von Abwechslung ist in der Entspannung nicht mehr vorherrschend).

So wird die Stimme immer wichtiger, der Inhalt weniger bedeutsam. Dennoch bleibt es wesentlich, dass auch der Inhalt stimmig ist, nicht störend wirkt. Es lohnt sich, seinen Text sensibel auf möglicherweise problematische Assoziationen zu prüfen. So wird z.B. jemand, der unter seinem Übergewicht leidet, ungern hören, er solle sich so richtig „schwer" fühlen.

Nutzung

Wenn die eigentliche Übung (die eine Art „Arbeit" ist, innere Aktivität, Beschäftigung der Aufmerksamkeit, das Gehen des „Wegs zur Ruhe") vollständig durchgeführt wurde, ist das Ziel erreicht: der Entspannungszustand (soweit er eben jetzt erreichbar war). Nun kann die Beruhigung und Erholung, die in der Aktivität der Durchführung nur gebahnt wurde, voll und ganz zur Geltung kommen, so wie es der Organismus braucht.

Der Entspannungszustand sollte in dieser Nutzungsphase ganz bewusst wahrgenommen werden und sich gesundheitlich positiv auswirken dürfen – ohne das Geringste zu tun, eine Phase reiner Erholung.

Bei weiterführenden Anwendungen (die über Entspannung hinausgehen und deshalb in diesem Buch ausgeklammert bleiben) wird das therapeutische Element , z.B. eine Visualisierung (2.5.4), an dieser Stelle des Ablaufs eingesetzt und nutzt so den erreichten Entspannungszustand.

Es ist optimal, die Phase so lange dauern zu lassen, wie es dem Gefühl entspricht. Der Organismus gibt schon klar zu erkennen, wann es genug Erholung ist. Ansonsten kann als zeitliche Orientierung dienen, dass für die gesamte Entspannungsübung ungefähr 20 Minuten zur Verfügung stehen sollten.

Im Entspannungstraining kann die anleitende Person diese Phase unterstützen, entweder durch einige einfühlsame, bestärkende, die Aufmerksamkeit haltende Worte oder eine Zeit der (angekündigten) Stille, z.B.:

> *Lassen Sie sich jetzt 2–3 Minuten Zeit, die innere Ruhe, soweit Sie sich entwickelt hat, gut wahrzunehmen und das Angenehme auch zu genießen …*

Beendigung

Eine gute Beendigung einer Entspannungsübung basiert auf eigenem Gefühl und einem klaren inneren Entschluss („*Jetzt ist es gut*“).

Wenn eine Person anleitet, sollte sie deshalb die Beendigung vorher sacht ankündigen und noch etwas Zeit lassen, z.B.:

> *Lassen Sie sich nun, bevor wir die Übung beenden, noch etwa eine Minute bewusst Zeit für die entstandene Ruhe*

Die konkrete Beendigung (in der Anleitung, wie schon erwähnt, mit etwas lauterer Alltagssprechweise) enthält drei Elemente:

- Sich kräftig bewegen, dehnen und strecken,
- kraftvoll durchatmen,
- die Augen öffnen.

Dadurch wird die Alltagsorientierung wieder hergestellt, allerdings (hoffentlich) gut entspannt, ruhig und klar.

Achten Sie als Entspannungstrainer oder -trainerin darauf, dass Teilnehmende ihre Körperhaltung wirklich verändern (sich aufsetzen, eventuell sogar kurz aufstehen), dass also die Entspannungsphase vollkommen eindeutig beendet ist.

Noch ein Hinweis für Anleitende: Machen Sie selbst bei der Beendigung deutlich mit und nennen Sie zur Sicherheit und Verstärkung immer alle drei Elemente, auch wenn die Teilnehmenden etwas schon von sich aus gemacht haben.

Feedbackphase

Grundsätzlich soll nach jeder angeleiteten Entspannungsübung den Teilnehmerinnen und Teilnehmern Gelegenheit gegeben werden, sich zu äußern. Keine Person sollte mit dem, was sie während der Übung erlebt hat und was sie aussprechen möchte, allein gelassen werden.

Zugleich ist die Feedbackphase eine wichtige Gelegenheit für die Kursleiterin bzw. den Kursleiter, die Aufmerksamkeit durch entsprechende Fragen nochmals auf das Wesentliche der Übung zu lenken und so das richtige Verständnis weiter zu fördern und die relevanten Erfahrungen zu festigen.

Die Feedbackphase ist klar **abzugrenzen von der vorhergehenden Übung**. Diese muss eindeutig beendet sein, mit genügend Zeit zur Reorientierung für jeden einzelnen Teilnehmer. Es ist sinnvoll, dafür auch äußerliche Zeichen zu setzen wie Anschalten von Licht, Öffnen eines Fensters, wieder näheres Zusammenrücken im Stuhlkreis (wenn er vorher für die Übung vergrößert wurde).

Auf keinen Fall darf sich ein Teilnehmer bzw. eine Teilnehmerin noch in der Körperhaltung der Entspannungsübung befinden.

Wenn möglich sollte die Eröffnung der Feedbackphase **anknüpfen** an eine spontane Bemerkung, die gerade schon nach Beendigung der Übung im Teilnehmerkreis geäußert wurde. So entsteht locker die wünschenswerte Atmosphäre eines Gruppengesprächs und Erfahrungsaustausches und es kommt nicht so leicht zu einem autoritativ geleiteten „Abfragen“, das an ungute Schulsituationen erinnern könnte.

Wenn eine positive Erfahrung zu vermuten ist, lässt sich manchmal auch an eine Beobachtung während der Übung anknüpfen, z.B.:

„Ich hatte den Eindruck, dass Ihr Atem ruhiger und gleichmäßiger geworden ist im Lauf der Übung ...?“

Wenn nicht gleich spontane Äußerungen kommen und keine lockere Anknüpfung als Einstieg sich anbietet, gilt es, die Feedbackphase mit einer **offenen, anregenden Frage** in Gang zu bringen, z.B.:

„Wie war's?“
„Was ist Ihnen besonders aufgefallen bei der Übung?“
„Was haben Sie innerlich wahrgenommen?“

Die Frage kann auch präziser auf die Besonderheit der jeweiligen Übung zugeschnitten sein, z.B.:

- *„Wie war das nun, ganz im Hier und Jetzt?“* (Achtsamkeits-Entspannung)
- *„Wie haben Sie die Verbindung von Ausatmen und Loslassen empfunden?“* (Atementspannung „Loslassen mit dem Ausatmen“)
- *„Welche Empfindungen haben sich in den Muskeln bemerkbar gemacht?“* (PR)
- *„Welche Körperempfindungen waren dieses Mal bei der Übung zu spüren?“* (AT)
- *„Wie war das nun mit dem Baum der Ruhe?“* (Imaginative Entspannung „Baum“)

Durch solche offenen, auf konkrete Einzelheiten des Erlebens orientierenden und (indirekt suggestiv) positiv getönten Fragen kann am ehesten eine gute, konstruktive Atmosphäre entstehen.

Unglücklich sind dagegen Fragen, die einen Erfolgsdruck aufbauen, eine Bewertung in Gang setzen oder negative Assoziationen hervorrufen, z.B.:

- *„Ist es Ihnen gelungen, sich einen Baum vorzustellen?“* (als ob es eine Aufgabe wäre)
- *„Wie ist es Ihnen ergangen?“* (so fragt man nach dem Zahnarztbesuch oder nach einer Prüfung)
- *„Was ist während der Übung passiert?“* (so fragt man nach Unfällen)

- *„Hat Ihnen die Übung gefallen?"* (als ob es um eine allgemeine Bewertung ginge)
- *„Habe ich alles richtig gemacht?"* (als ob Teilnehmer zu einer fachlichen Bewertung berufen wären)

Im gesamten Gesprächsverlauf soll es bei aller Offenheit für das gesamte Erleben der Teilnehmenden doch bevorzugt um **Körperempfindungen** und andere konkrete, mit der Entspannung verbundene Erfahrungen gehen.

Hat etwa eine Person auf die offene Frage „Wie war's?" nur mit einem ganz pauschal bewertenden „Sehr schön!" reagiert, ist es sinnvoll, freundlich-neugierig nachzufragen, z.B.: „Ja, nennen Sie uns doch bitte eine einzelne Körperempfindung, die zu diesem schönen Gefühl beigetragen hat, damit wir uns das konkret vorstellen können!"

Mit konkreten, einzelnen Körperempfindungen befindet man sich als Übungsleiter eines Entspannungstrainings auch immer auf sicherem Boden. Denn die grundlegend wichtige, klare **Abgrenzung des Entspannungstrainings von Therapie** gilt ganz besonders auch in der Feedbackphase. Die Teilnehmer sollen die Übung fachgerecht lernen und dafür die nötigen Erklärungen und eine freundliche Unterstützung erhalten, mehr nicht.

Wenn während der Übung Irritationen aufgetreten sind und dann angesprochen werden, steht an erster Stelle, aufmerksam zuzuhören und genau zu verstehen. Vieles lässt sich dann auch sachlich klären und beruhigend vermitteln. In seltenen Fällen kann es notwendig sein, die Person zu bitten, es mit ihrer behandelnden Ärztin bzw. Arzt zu besprechen.

Unbedingt wichtig ist, nicht vorschnell alles Problematische gleich „weg-erklären" zu wollen. Ein Übungsleiter muss nicht alles wissen und sollte auch nicht so tun, als wüsste er alles.

Werden weitergehende persönliche Probleme erkennbar oder von einem Teilnehmer angedeutet, gilt es, die Grenzen der eigenen Kompetenz und Verantwortung zu respektieren und nicht „therapeutisch" einzusteigen. So verbieten sich auch forsche psychologische Deutungen von beobachteten Phänomenen. Äußert die Person selbst spontan eine Deutung, sollte sie als Möglichkeit akzeptiert werden, aber nicht beurteilt und auch nicht weiterverfolgt werden.

Wenn z.B. eine Teilnehmerin ihre starke Anspannung in den Kiefermuskeln interpretiert: „Da habe ich wohl wieder mal eine Nuss zu knacken!“, könnte die Übungsleiterin sagen: „Ja, das könnte ein wichtiger Gedanke sein – vielleicht gehen Sie dem zu Hause für sich noch mal weiter nach.“

Missversteht eine Person den Kurs als Therapiegruppe und will weiter über ein persönliches Problem sprechen, sollte der Kursleiter das mit dem freundlichen Hinweis abstoppen, dass eine solche Thematik den Rahmen eines Entspannungstrainings überschreitet.

In diesem Zusammenhang ist die **Schweigepflicht** der Teilnehmer wichtig. Es muss von Anfang an eine klare Vereinbarung im Kurs geben, dass persönliche Dinge, die zur Sprache gekommen sind, nicht weitererzählt werden.

Im Verlauf der Feedbackrunde ist es natürlich wünschenswert, dass **jede teilnehmende Person** sich wenigstens kurz äußert. Daraus sollte aber kein Zwang werden (etwa indem jeder der Reihe nach „drankommt“). Es ist auch in Ordnung, nichts zu sagen.

Eine eher zurückhaltende Person, die erkennbar etwas sagen könnte und möchte, sollte unterstützt werden durch häufigeren Blickkontakt und bestärkendes Eingehen auf Ansätze zum Sprechen, z.B.:

„Ja, Sie wollten auch etwas dazu sagen …?“
„Sie nicken – war das bei Ihnen so ähnlich?“

Neigt eine Person dazu, immer schnell, als erste und ausufernd zu reden, ist ein gewisses Maß an nachsichtiger Geduld schon angemessen. Es handelt sich ja normalerweise einfach nur um eine teilweise problematische Angewohnheit, ohne böse Absicht.

Wenn allerdings der Gruppenprozess deutlich beeinträchtigt wird und Spannungen entstehen, ist es durchaus angemessen und notwendig, gleich nach den ersten Worten des Vielredners entschieden die Gruppe zum Zug kommen zu lassen, z.B.:

„Aha, der Atem hat sich verändert – wie war das denn bei den anderen in der Gruppe?“ (dabei wandert der Blick vom Vielredner zur Gruppe und bleibt dort!)

Manchmal mag es auch nötig sein, mit dem Vielredner zu einer Vereinbarung zu kommen, damit die Situation nicht eskaliert. Am besten gelingt das, wenn die Kursleiterin bzw. der Kursleiter innerlich wirklich freundlich und ruhig bleiben kann, nicht ärgerlich und aggressiv in einen Kampf geht (nach dem Motto: Wer ist hier der Herr im Haus?), sondern vernünftig die Interessen der gesamten Gruppe vertritt, das aber durchaus klar und entschieden.

Gegen Ende der Feedbackphase sollte unbedingt noch einmal eine Gelegenheit genutzt werden, die Teilnehmenden auf das **selbstständige Üben zu Hause** hin zu orientieren.

1.2.4 Protokollblätter

Auch wenn eine Entspannungsübung selbstständig in eigener Regie durchgeführt wurde, sollte sich die Person nach der Beendigung der Übung die Zeit nehmen, sich die eben gemachte Erfahrung noch einmal bewusst zu machen. Das festigt gute Erfahrungen und fördert die ständige Weiterentwicklung der Entspannungsfähigkeit, ist also insbesondere in der Lern- und Trainingsphase wertvoll. Oft sind dabei Protokollblätter hilfreich, auf denen die Erfahrung schriftlich festgehalten werden kann.

So ist es auch in Kursen sinnvoll, solche Blätter zu verwenden und nach Hause mitzugeben, das unterstützt das selbstständige Üben. Es gehört dann allerdings dazu, dass der Kursleiter bzw. die Kursleiterin die aufgezeichneten Erfahrungen beim nächsten Mal auch würdigend aufgreift.

Gelegentlich kommt es bei Entspannungstrainings vor, dass jemand Entspannung als Flucht vor der Realität missbraucht, durch extrem häufiges und ausgedehntes Üben und durch Rückzug in die Entspannung bei jeder im Alltag auftauchenden Schwierigkeit, statt sich dem Problem zu stellen. Ein Kursleiter darf sich hier nicht vom „Eifer" des Teilnehmers täuschen lassen und muss das im persönlichen Kontakt zur Sprache bringen.

Ich füge drei Beispiele von Protokollblättern bei, die ich in Kursen oder in der Arbeit mit Einzelpersonen verwende:

- Ein Standard-Wochenprotokollblatt, das den üblichen Zwischenraum zwischen zwei Kursterminen abdeckt. Dort können pro Tag zwei Übungen kurz protokolliert werden, erwartet wird allerdings normalerweise nur eine Übung täglich.
- Einen Selbstbeobachtungsbogen, der erheblich mehr Raum für die Aufzeichnung bietet (eine halbe DIN-A4-Seite pro Übung). Den stelle ich be-

sonders motivierten Teilnehmerinnen und Teilnehmern zur Verfügung, die davon sehr profitieren.

- Einen Beobachtungsbogen, den ich als Übungsleiter in der Einzelarbeit verwende. Auf einem DIN-A4-Blatt pro Übung protokolliere ich sowohl das Feedback der Person (markante Formulierungen in möglichst wörtlicher Wiedergabe) als auch meine eigenen Beobachtungen und Einschätzungen.

Tab. 1: Entspannungstraining Wochenprotokoll

Datum	Uhrzeit	Übungsform	Einschätzung (0–100) vorher/ nachher	Bemerkungen (Körperempfindungen, Schwierigkeiten, Fortschritte)

Entspannungstraining Selbstkontrollbogen

Name: ....

Datum: .... Uhrzeit: ....

Besonderheiten der Übungssituation: ....

Übung: ....

Körperposition: ....

Dauer: ....

Subjektiver Spannungszustand – vorher: ....nachher: ....

Bemerkungen:(Beobachtungen, Empfindungen, inneres Erleben, Schwierigkeiten, Fortschritte)

Entspannungstraining Einzelbeobachtungsbogen

Klient/Klientin (Code: ....

Alter: .... Geschlecht: ....

Datum: .... Uhrzeit: .... Dauer: ....

Übung: ....

Körperposition: ....

Subjektiver Spannungszustand

vorher: ....

nachher: ....

Rückmeldungen Klient/Klientin:

....

....

....

....

....

Beobachtungen des Übungsleiters/der Übungsleiterin:

....

....

....

....

....

....

....

2 Die einzelnen Entspannungsverfahren

2.1 Meditative Entspannung

Als erstes Entspannungsverfahren soll die Meditative Entspannung vorgestellt werden, da sie ein grundlegendes Prinzip verwirklicht, das auch für alle anderen Entspannungsübungen relevant ist: die „Achtsamkeit".

In der alltäglichen Praxis im Gesundheitsbereich und im Sprachgebrauch wird der Begriff „Meditation" oft umstandslos mit „Entspannungsübung" gleichgesetzt. Ich möchte jedoch für eine klare begriffliche Unterscheidung plädieren: Der Begriff „Meditation" sollte Übungen vorbehalten bleiben, die eine spirituell-religiöse Dimension haben oder auf Bewusstseinsentwicklung und Persönlichkeitsveränderung abzielen. Wenn es wirklich „nur" um Entspannungsfähigkeit geht, und wenn die praktischen Erfahrungen traditioneller Meditation wirklich „nur" als wissenschaftlich überprüfbare Entspannungsmethode betrachtet werden, dann sollten die entsprechenden Übungen ausdrücklich als „Meditative Entspannung" oder „Achtsamkeitsentspannung" bezeichnet werden.

Die Meditative Entspannung geht, wie die Bezeichnung schon erkennen lässt, zurück auf Erfahrungen von Meditation, die eine lange Tradition hat in den östlichen Religionen, insbesondere im Buddhismus.

Durch Meditation entwickelt der Praktizierende die entsprechende spirituelle Grundhaltung, die sich mit „Gelassenheit" nur annähernd benennen lässt, und erlebt vielleicht irgendwann die Erleuchtung und die Befreiung vom irdisch-menschlichen Leiden (siehe dazu z.B. die Schriften von Thich Nhat Hanh).

Inzwischen werden Meditationen in westlichen Gesellschaften auch losgelöst vom religiösen Zusammenhang betrachtet. Die Phänomene, die in Meditationen auftreten, werden wissenschaftlich erforscht, vor allem mit den Methoden der neueren Hirnforschung (insbesondere der bildgebenden Verfahren wie MRT). Auf dieser Grundlage wird praktizierte Meditation dann verstanden „als Werkzeug der Selbsterfahrung, Selbstregulation und Selbsterkenntnis" (Ott 2015, 11), als „eine Form tiefer Versenkung in das eigene Wesen im Geiste der Selbstbesinnung und Selbstfindung" (Kabat-Zinn

2013, 43). Sie dient der „Bewusstseinserweiterung", inhaltlich aber nicht gebunden an eine religiöse Tradition, sondern „autonom und selbstbestimmt" (Ott 2015, 12).
Diese „säkularisierte" Meditation hat insbesondere durch die Arbeit von Jon Kabat-Zinn (2013) eine enorme Bedeutung im Gesundheitsbereich gewonnen, wobei der Begriff „Achtsamkeit" (*„mindfulness"* oder auch *„awareness"*), der die angestrebte Geisteshaltung bzw. Lebenseinstellung bezeichnet, in den Vordergrund gerückt ist. So heißt das entsprechende umfassende Therapiekonzept „Mindfulness-Based Stress Reduction" (MBSR).

2.1.1 Die Methode der Achtsamkeit

Das Wesen meditativer Entspannung ist das Prinzip der Achtsamkeit. Die Achtsamkeit ist die Entspannungsmethode, die sich aus der traditionellen Meditation gleichsam herausdestillieren lässt; sie ist der für die Meditative Entspannung spezifische „Weg zur Ruhe".

In diesem Zusammenhang ist „Achtsamkeit" ein Fachbegriff mit besonderer Bedeutung, die nur teilweise mit dem allgemeinen (recht altertümlichen) Sprachgebrauch übereinstimmt, wo Achtsamkeit einen vorsichtig-respektvollen Umgang mit etwas Wertvollem bezeichnet. Achtsamkeit lässt sich so definieren:

DEFINITION

Aufmerksam wahrnehmen, was hier und jetzt da ist.

Im Einzelnen bedeutet das, wirklich bei der Sache zu sein, auf klare und offene Art (nicht krampfhaft konzentriert, nicht oberflächlich sprunghaft), im wörtlichen Sinn „wahr-nehmen", frei von Bewertungen und Vergleichen („Anfängergeist" wird das gerne genannt, Nolte 2015, 31), und das ganz konkret und unmittelbar, ohne abzudriften in Anderes, Früheres, Künftiges.

Achtsamkeit kann sich auf bestimmte Dinge oder Vorgänge beziehen, wie etwa das Essen einer Rosine (die bekannte Einstiegsübung von Achtsamkeitskursen,Lehrhaupt/Meibert 2010, 19ff) oder das Fensterputzen als beliebtes Alltagsbeispiel. Es kann aber auch die Haltung völliger Offenheit sein für alle hier und jetzt möglichen Wahrnehmungen, sozusagen Achtsamkeit in Reinkultur, ohne jedes Ziel und Absicht. Wesentlich ist:

- wahrnehmen – nicht denken,
- beobachten – nicht verändern,
- akzeptieren – nicht bewerten.

Achtsamkeit ist ein aufmerksames, offenes, neutrales Betrachten, kein Nachdenken über etwas, kein Beurteilen, auch kein tieferes Eingehen auf Gefühle, noch nicht einmal ein Wollen.

Dass sich damit Ruhe verbindet, dürfte unmittelbar einleuchtend sein. Denn Unruhe zeigt sich oft gerade darin, dass es schwer fällt, bei einer Sache zu bleiben, und Quelle der Unruhe sind meist (wenn keine unmittelbare Gefahr besteht) Gedanken oder Gefühle, die sich außerhalb des Hier und Jetzt bewegen (etwa Sorgen, Ängste mit Blick auf die Vergangenheit oder in die Zukunft). Je besser es mir gelingt, „einfach nur wahrzunehmen", desto mehr Ruhe werde ich finden.

Das klingt nun sehr einfach, aber es fällt den meisten Menschen keineswegs leicht. Doch es lässt sich entwickeln und üben.

Achtsamkeit

Aufmerksam wahrnehmen, was hier und jetzt da ist

- Aufmerksamkeit
  - im Gegensatz zu Flüchtigkeit, Oberflächlichkeit, nicht bei der Sache sein, zu Hektik, Unruhe, nicht bei der Sache bleiben
  - offen, nicht angestrengt konzentriert

- Wahrnehmung
  - im Gegensatz zu Bewertung (denkend, emotional)
  - offen, detailreich, nicht nach Schablone

- Hier und Jetzt
  - im Gegensatz zu Woanders, in der Vergangenheit oder Zukunft
  - unmittelbar, wirklich, keine Fantasie, kein Träumen

führt zu Ruhe, Gelassenheit, Offenheit, Selbstbewusstsein und Lebensfreude.

Wie weit jemand Achtsamkeit zu seiner Lebenshaltung und spirituellen Orientierung machen möchte, sollte offen bleiben. Nicht jeder Mensch, der Entspannung sucht, hat eine Therapie oder tiefgreifende Persönlichkeitsentwicklung nötig. Und wenn jemand beim Entspannungstraining Erfahrungen macht, die er als umfassender wertvoll erlebt, kann er gerne diesen Weg selbstverantwortlich auch weitergehen zu mehr Selbsterfahrung und zu einer neuen Lebenshaltung – es ist aber keineswegs die Aufgabe eines Entspannungstrainers bzw. einer Kursleiterin, ihn dahin zu lenken und das zu forcieren.

Das ist die für ein Entspannungstraining angemessene Haltung. Ziel ist das Kennenlernen, Verstehen und Erproben eines möglichen Weges zur Ruhe, hier der Achtsamkeit. Eine solche persönlich funktionierende Übung zu finden, darauf kommt es an und darin liegt auch schon der kaum zu überschätzende Wert eines Entspannungstrainings.

Meditationsübungen im Rahmen religiös-spiritueller Schulung oder säkularisierter Bewusstseinserweiterung oder eines Therapieprogramms wie MBSR haben von vornherein „höhere" Ziele und betrachten Entspannung als scheinbar selbstverständliche Vorstufe oder als „Nebenprodukt" (Kabat-Zinn zit. in Nolte 2015, 31).

Ich möchte an dieser Stelle auch nicht verhehlen, dass ich das Prinzip Achtsamkeit, wenn es nicht nur punktuell als Möglichkeit, Ruhe zu finden, eingesetzt wird, sondern zur Grundhaltung des Lebens werden soll, durchaus problematisch finde. Es ist tendenziell eine Abwertung des kritisch-konstruktiven Denkens und vor allem, pointiert ausgedrückt, eine Übung in Gefühllosigkeit (siehe auch die Kritik von Herrmann 2019).

Diese Problematik zeigt sich übrigens auch daran, dass in Achtsamkeitsschulungen bzw. Meditationskurse häufig Übungen wie eine „Meditation zur Entwicklung von Herzensgüte" (Kabat-Zinn 2010, 144ff) eingebaut werden, die korrektiv menschliche Empathie und Mitgefühl fördern sollen und methodisch alles andere sind als achtsam (nämlich suggestiv und imaginativ).

Achtsamkeit kann ein sehr guter Weg zur Ruhe sein. Viele wissenschaftliche Studien (zu finden z.B. bei Ott 2015) belegen dieses Potenzial. Aus gutem Grund steht die Meditative Entspannung auch hier in dieser Darstellung der Entspannungsverfahren an so prominenter Stelle.

2.1.2 Standardübungen Meditativer Entspannung

Für die Praxis Meditativer Entspannung habe ich drei Übungen ausgewählt bzw. entwickelt, die auf verschiedene Weise geeignet sind, methodisch klar und anschaulich durch Achtsamkeit einen Weg zur Ruhe zu eröffnen. Damit sie als Entspannungsübungen verlässlich und intensiv wirksam sein können, ist längeres, sorgfältiges, selbstständiges Üben erforderlich.

Den Anfang macht eine Übung der reinen, offenen Wahrnehmung, mit dem Titel „Die Ruhe im Zentrum der Kreise“. Sie zeigt, wie sich Wahrnehmen und Ruhe, Achtsamkeit und Entspannung gut verbinden können.

Die Ruhe im Zentrum der Kreise

Wenn Sie Ihren Platz für diese Übung gefunden
und sich dort gut eingerichtet haben,
erst einmal mit offenen Augen bei ruhendem Blick,
mit einem möglichst angenehmen, sicheren Gefühl,
zugleich locker und frei,
offen wahrnehmend mit allen Sinnen,
auf diese Weise ganz bei sich,

dann orientieren Sie bewusst Ihre Aufmerksamkeit
auf das, was Sie mit Ihren Sinnen von der Umgebung wahrnehmen können.
Nehmen Sie wahr durch das Sehen, bei ruhendem Blick, Farben und Formen,
durch Hören, was eben zu hören ist, verschiedene Töne und Geräusche,
durch Riechen, welcher Duft hier in dieser Umgebung wahrnehmbar ist,
durch Spüren außen am Körper, etwa die Unterlage, die Temperatur im Raum,
durch Schmecken, den Geschmack, den Sie möglicherweise gerade im Mund haben.
Lassen Sie sich viel Zeit, solche Dinge einfach nur wahrzunehmen,
Dinge von außen, ringsum,
aus diesen verschiedenen Bereichen oder Kreisen der Wahrnehmung,
die ja auch schon nach innen führen,
wobei sich dann auch die Augen ganz schließen.

Und werden Sie sich dessen bewusst,
dass Sie ganz natürlich, ganz selbstverständlich,
die Mitte all dieser Kreise sind.
Sie sind die Mitte Ihrer Wahrnehmungswelt.
Und vielleicht können Sie mit Mitte auch Ruhe verbinden:
Was immer dort draußen geschieht, sich bemerkbar macht,
Sie sind in der ruhigen Mitte.

Und wenn Sie das möchten, kann die Aufmerksamkeit weiter nach innen gehen,
zu den Wahrnehmungen innerhalb des Körpers,
den Kreisen des inneren Geschehens,
dem ganzen Bereich der Körperempfindungen, im Inneren des Körpers,
den Bildern und Vorstellungen, dem ganzen Bereich der Fantasie.
Innen sind auch die Gedanken in Form von Worten und Sätzen, mehr intuitiv jetzt,
innen sind auch die Gefühle.

Lassen Sie sich Zeit für all diese Kreise der Wahrnehmung,
die äußeren und die inneren,
selbst gleichsam im tiefsten Inneren ruhend,
in der Mitte aller Kreise,
am innersten Ruhepunkt.

Immer mehr nur noch geschehen lassen, was da eben geschieht,
ein Gefühl wie weit weg von all diesen Dingen.
Sie können alles wahrnehmen, was sich bemerkbar macht,
und sind dabei in der ruhigen Mitte,
aufgehoben in völliger Stille, an diesem sichersten Ort der Ruhe,
dort im Innersten, in der Mitte der Kreise.

Lassen Sie sich Zeit,
so tief im Innersten
ganz bei sich selbst zu sein,
im Ruhepunkt inmitten der Kreise,
gleichsam die Ruhe selbst.
Und spüren Sie, wie gut Ihnen das tut,
diese Stille in der Mitte der Kreise,
bei jedem Atemzug.

Werden Sie sich Ihres Atmens langsam wieder stärker bewusst,
erleben Sie diesen ruhigen Rhythmus des Körpers,
diesen Vorgang, der innen und außen verbindet,
durch das Aus- und Einatmen der Atemluft.

Und so orientieren Sie sich allmählich wieder ganz klar auf diese Situation hier:
die Luft, die Temperatur im Raum, die Unterlage, Ihren Platz

und das, was Sie sehen werden, wenn Sie nachher die Augen aufmachen.
Lassen Sie sich dazu noch etwa fünf, sechs Atemzüge Zeit,

und wenn Sie dann merken, dass es so weit gut ist,
dann beenden Sie diese Übung vollständig,
indem Sie sich bewegen, strecken und dehnen,
kräftig durchatmen,
die Augen öffnen
und, wenn Sie dann soweit sind, sich aufrichten.

Diese erste Meditative bzw. Achtsamkeitsentspannung ist eine Übung im offenen Wahrnehmen, mit allen Sinnen. Sie führt am Anfang systematisch durch alle fünf Sinnesbereiche. So entfaltet sich zugleich der ganze Reichtum der sinnlich wahrnehmbaren Welt, der sonst durch den raschen Übergang ins Denken und Bewerten teilweise verschlossen bleibt. Soweit entspricht die Vorgehensweise auch noch einer Selbsterfahrungsübung, die „Aufmerksamkeits-Scheinwerfer" genannt wird (Stevens 1977, 19) und Selbstkontrolle und Konzentration fördern soll.

Der besondere Charakter als Entspannungsübung kommt dadurch zum Tragen, dass die hier und jetzt wahrnehmbare Welt entsprechend der unterschiedlichen Reichweite unserer Sinne Sehen, Hören, Riechen, Spüren, Schmecken in das Bild konzentrischer Kreise gefasst wird. Damit verbindet sich die Idee des ruhigen Mittelpunkts als eine der beiden möglichen Perspektiven ruhiger Wahrnehmung (die andere ist die Betrachtung von außen).

Dann strukturiert die Übung auch das Innenleben in vier Kreise (oder Bereiche oder Kanäle): Worte, Empfindungen, Bilder, Gefühle. Dazu gehört dann die Idee der inneren Mitte, die viele Menschen mit Ruhe verbinden (*„meine Mitte finden"*). Dass sich innere Vorgänge (wie Gedanken oder Gefühle) in gleicher Weise wie äußere wahrnehmen lassen, ist vielen Menschen gar nicht so selbstverständlich. Im Zusammenhang mit Entspannung und Ruhe ist es jedoch besonders wichtig, denn dort befinden sich die häufigsten Quellen von Unruhe.

In der Übung wird dann auch exemplarisch deutlich, wie Achtsamkeit sich in Bezug auf Gedanken und Gefühle darstellt: Ein auftauchender Gedanke bzw. ein Gefühl wird durchaus wahrgenommen (und akzeptiert, nicht etwa abgelehnt), aber als etwas, das ich irgendwie distanziert betrachte und vorübergehen lasse – es kommt nicht zum üblichen Weiterdenken oder Eintauchen ins Gefühl. So wird Ruhe möglich.

Am Ende der Übung ist es kein Führen mehr durch die Wahrnehmungswelt, sondern ein autonomes Geschehenlassen, Gewahrwerden, ohne Ziel und Absicht.

Achten Sie bei der Durchführung darauf, dass das Einüben bzw. Praktizieren der Haltung der Achtsamkeit, also des reinen Wahrnehmens, im Vordergrund bleibt. Die Vorstellung der Kreise und die Idee der ruhigen Mitte sind nur unterstützende Hilfsmittel.

Daran schließt sich sinnvoll die zweite Meditative Entspannungsübung, die das Loslassen in den Vordergrund stellt, einen für Entspannung zentralen Aspekt von Achtsamkeit. Die Übung heißt „Wahrnehmen und Loslassen".

Wahrnehmen und Loslassen

Schaffen Sie sich eine ungestörte, einigermaßen ruhige Situation
und finden Sie eine möglichst lockere Körperhaltung, im Sitzen oder Liegen.
Spüren Sie Ihren Körper im Kontakt mit der Unterlage.
Lassen Sie sich Zeit, ruhig auch noch die Umgebung wahrzunehmen,
mit all ihren Sinnen,
sehen, was sich in Ihrem Blickfeld befindet (solange Ihre Augen offen sind),
hören, die verschiedenen Geräusche,
spüren, zum Beispiel die Unterlage, die Temperatur im Raum,
auch riechen
und sogar schmecken,
den Geschmack wahrnehmen, den Sie gerade in Ihrem Mund haben.

Und nun beginnen Sie damit, jede einzelne Wahrnehmung
erst einmal bewusst zur Kenntnis zu nehmen, klar wahrzunehmen,
und dann ganz bewusst innerlich wieder loszulassen,
vollständig loszulassen,
und bewusst eine andere, neue Wahrnehmung zu finden.
Machen Sie sich allmählich ganz vertraut mit diesem Ablauf:
wahrnehmen – loslassen – neu wahrnehmen,
wahrnehmen – loslassen – neu wahrnehmen.

Wenn Ihnen diese Abfolge und die verschiedenen Sinnesbereiche
ganz vertraut geworden sind,
dann lassen Sie nach dem Wahrnehmen und Loslassen
die nächste Wahrnehmung ganz von selbst auftauchen,

lassen Sie sich überraschen, was sich bemerkbar macht.
Jede einzelne Wahrnehmung: bewusst aufnehmen – ganz loslassen,
und wieder offen sein für das Nächste, was kommt,
die neue Wahrnehmung kommen lassen.
Immer wieder: wahrnehmen – loslassen – kommen lassen,
ganz von selbst.

Das Gleiche können Sie dann natürlich auch mit inneren Wahrnehmungen tun,
mit Körperempfindungen und Gedanken,
mit inneren Bildern und mit Gefühlen.
Woran denke ich gerade, was spüre ich?
Was sehe ich in meiner Vorstellung, welches Gefühl habe ich gerade?
Bewusst wahrnehmen – und dann loslassen,
immer wieder,
wenn eine Wahrnehmung aufgetaucht ist,
wahrnehmen – und loslassen,
wahrnehmen – und loslassen,
ganz bewusst vollständig loslassen.

Wenn Ihnen diese Abfolge von Wahrnehmen und Loslassen
ganz vertraut geworden ist,
kann der gesamte Vorgang auch von selbst geschehen:
Die Wahrnehmung kommt – und löst sich wieder,
die Wahrnehmung kommt – und löst sich wieder,
ganz von selbst.
Sie können gewissermaßen zuschauen dabei:
Alles was ins Bewusstsein kommt, geht auch wieder,
löst sich ganz von selbst.
Ganz selbstverständlich geschieht immer der gleiche Ablauf,
traumhaft leicht und sicher.
Jede Wahrnehmung, die auftaucht, geht auch wieder.

Der innere Raum wird immer offener und freier.
Es wird immer ruhiger innerlich,
ganz gelöst und ruhig.

Verweilen Sie ruhig noch eine Zeit lang in diesem gelösten Zustand.
Werden Sie sich dessen bewusst, wie viel Ruhe
sich während der Übung innerlich entwickelt hat,

und lassen Sie die Ruhe auf sich wirken.

Wenn Sie dann merken, dass es so weit gut ist,
beenden Sie die Übung klar und entschieden:
Bewegen Sie sich kraftvoll,
atmen Sie einmal richtig durch,
mit offenen Augen,
und nehmen Sie sich selbst und die Umgebung neu wahr.

Diese zweite Meditative oder Achtsamkeitsentspannung vermittelt verstärkt die grundlegende Fähigkeit, Wahrnehmungen, die die Aufmerksamkeit erregen, auch wieder loszulassen, also ein „Klebenbleiben" mit Gedanken oder Gefühlen, das Unruhe schaffen könnte, zu verhindern. Dies geschieht in einem mehrfach gestuften Lernprozess:

- Erst einmal wird der Wahrnehmungsgegenstand absichtlich gewechselt, dann lässt man die neuen Wahrnehmungen kommen.
- Zuerst geht es um äußere Wahrnehmungen, dann um das Wahrnehmen innerer Vorgänge.
- Anfangs ist es ein bewusstes inneres Loslassen der Wahrnehmungen, später ein Geschehenlassen, ein Sich-Lösen der Wahrnehmungen.

So entsteht allmählich die vollständige gelöste Offenheit von Achtsamkeit, die Ruhe bedeutet.

Die dritte Meditative Entspannung orientiert nun in bewährter Weise die Achtsamkeit auf einen vorgegebenen Bereich, den eigenen Körper, was einer traditionellen und sehr bekannten Meditation entspricht, der „Reise durch den Körper". Die besondere Gestaltung als Entspannungsübung wird schon mit dem Titel „Die Mitte finden" signalisiert.

Die Mitte finden

Nehmen Sie sich Zeit und schaffen Sie sich eine möglichst ruhige Umgebung,
mit gedämpftem Licht und ausreichender Wärme.
Treffen Sie die nötigen Vorkehrungen, damit Sie nicht gestört werden.

Finden Sie eine bequeme Stellung, im Sitzen oder im Liegen,
schließen Sie, wenn es Ihnen angenehm ist, die Augen.
Spüren Sie Ihren Kontakt zur Unterlage, zum Boden,
machen Sie sich alle Stellen Ihres Körpers bewusst,
mit denen Sie den Boden bzw. die Unterlage berühren,
und hören Sie anfangs eine Zeit lang den Geräuschen der Umgebung zu,
werden Sie ganz vertraut mit der Situation.

Machen Sie dann einen achtsamen Gang durch Ihren Körper
und nehmen Sie ruhig-aufmerksam alle Empfindungen wahr, die Sie spüren können.
Gehen Sie nach und nach alle Teile des Körpers durch,
Stück für Stück oder in einer mehr fließenden Bewegung Ihrer Aufmerksamkeit,
am besten in dieser Reihenfolge:

- Füße
- Unterschenkel
- Oberschenkel
- Beckenbereich und Gesäß
- Rücken (von unten nach oben)
- Hände
- Unterarme
- Oberarme
- Schultern
- Nacken
- Kopf
- Gesicht (von oben nach unten)
- Hals
- Brustkorb
- Unterkörper

Finden Sie jetzt den Punkt oder Bereich, der die Mitte ihres ganzen Körpers sein könnte:
Irgendwo dort im Inneren, in der Tiefe des Körpers, die Mitte finden
und spüren, wie viel Ruhe und Gelöstheit dort möglich sind,
in der Mitte Ihres Körpers,
der hinunterreicht bis in die Zehenspitzen,
hinaufreicht bis in die Haarspitzen,
hineinreicht bis in die Fingerspitzen,

gut spüren, diese Mitte,
die körperlich spürbare Mitte Ihrer ganzen Person.

Wenn Sie dann diese Ihre Mitte gefunden und gut gespürt haben,
dann beenden Sie sehr bewusst und kraftvoll die Ruhephase,
erst innerlich und dann auch äußerlich,
durch Bewegungen,
kräftiges Durchatmen
und Öffnen der Augen.

Diese Übung hat, wie oben erwähnt, eine lange Tradition. Ihre Grundidee der „Reise durch den Körper“ hat die verschiedensten Ausformulierungen gefunden.

Am bekanntesten ist sicherlich die Variante, die Kabat-Zinn unter der modernen Bezeichnung *„Body Scan“* als grundlegende Meditation seines MBSR-Programms einsetzt (Kabat-Zinn 2013, 114ff). Sie bezieht stark den Atem mit ein, auch als gelenkten Atem, und verwendet auch imaginativ-suggestive Elemente (z.B. das Atmen durch eine imaginäre Öffnung in der Schädeldecke). Ihr wesentliches Ziel ist Kontakt (bis hin zum Einssein) mit dem Körper.

In meiner Gestaltung habe ich vor allem auf vier Dinge geachtet:

- die Methode der Achtsamkeit klar und konsequent durchzuführen,
- die Orientierung der Achtsamkeit wirklich auf den Körper zu begrenzen,
- die Abfolge im Körper als sinnvollen „Weg zur Ruhe“ zu konzipieren,
- den üblichen zeitlichen Rahmen einer Entspannungsübung (ca. 20 Min.) einzuhalten.

So orientiert „Die Mitte finden“ die Aufmerksamkeit sehr sorgfältig auf die Wahrnehmung des eigenen Körpers, auf ein Spüren der Empfindungen, die hier und jetzt da sind. Die anderen Sinne sind bei diesem Thema nicht relevant, werden also auch nicht angesprochen. Es ist ein methodisch rein achtsamer Gang durch den Körper, ohne darüber hinausgehende Aufforderungen (etwa Muskeln zu lockern), ohne Suggestionen (etwa von Wärme), ohne zusätzliche Gegenstände der Aufmerksamkeit (etwa den Atem).

Die Abfolge im Körper – symmetrisch beide Füße und Beine, später beide Hände und Arme, von unten nach oben und in einer Art Spiralbewegung in der Mitte endend – ist bewusst so gestaltet, dass im Abschluss in der Mitte ganz natürlich Ruhe lokalisiert werden und eine dauerhaft ruhige Perspektive entstehen kann. Damit hat sie eine symbolische Qualität, die einer Entspannungsübung entgegenkommt.

Zum Abschluss dieses Kapitels will ich einen wesentlichen praktischen Gesichtspunkt noch besonders deutlich hervorheben:

Bei meditativen Entspannungen entsteht die Ruhe durch die Haltung der Achtsamkeit, nicht durch den inhaltlich-konkreten Gegenstand der Aufmerksamkeit. Die notwendige Beschäftigung der Aufmerksamkeit (1.2.2 „Grundbedingungen") besteht also darin, achtsam zu sein, gleichgültig worauf sich die Achtsamkeit richtet.

Ruhig werden heißt hier nicht, eine interessante Ablenkung zu finden oder in angenehmen Gefühlen zu schwelgen (etwa durch besondere Klänge oder Düfte), sondern die Fähigkeit zu entwickeln, Dinge (welcher Art auch immer) nichtbewertend einfach nur wahrnehmen und auf diese Weise Ruhe finden und bewahren zu können.

In vorgegebenen Achtsamkeitsentspannungen sollte, wenn man als Entspannungstrainer- oder trainerin methodisch konsequent sein will, die Aufmerksamkeit auf eher neutrale Dinge orientiert werden (und bewusst nicht auf ausgesucht schöne), damit sicher ist, dass wirklich die Achtsamkeit zur Ruhe führt. Wenn das Prinzip der Achtsamkeit dann verinnerlicht ist, kann es im alltäglichen Üben auch auf schwierigere Bereiche ausgeweitet werden, so dass es schließlich auch bei früher unangenehmen, sonst spontan negativ bewerteten Sachen funktioniert.

Dann ist das Ziel wirklicher Entspannungsfähigkeit als Hilfe im Leben erreicht.

2.2 Atementspannung

Nach der grundlegenden und methodisch besonderen Vorgehensweise, durch Achtsamkeit, (nichtbewertendes Wahrnehmen im Hier und Jetzt) Ruhe zu finden, kommen wir nun zu dem Weg in die Ruhe, der durch Orientierung auf den Atem gekennzeichnet ist. Bei den Entspannungsübungen dieses Kapitels ist also der Atem der Gegenstand der Aufmerksamkeit.

Dieses Kapitel schließt sich insofern gut an das vorhergehende an, als auch in Meditationen (auf denen die Meditative Entspannung basiert) häufig der Atem einbezogen wird, etwa in der Vipassana-Meditation oder im Body-Scan von Kabat-Zinn. Ich trenne allerdings die Vorgehensweisen, um den methodischen Unterschied (Ruhe durch die Haltung der Achtsamkeit vs. durch die Orientierung auf den Atem) nicht zu verwischen.

Es gibt auch, wie sich an den praktischen Übungen dieses Kapitels zeigen wird, außer der Achtsamkeit noch ganz andere methodische Wege, sich den Atem für Entspannung nutzbar zu machen. Ich halte es auch aus anderen Gründen für angebracht, der Atementspannung ein eigenes Kapitel zu widmen.

Der Atem hat im Zusammenhang mit Entspannung eine große eigenständige (nicht nur an Achtsamkeit gebundene) und hohe praktische Bedeutung. Diese Bedeutung liegt darin, dass sich im Atem – was fast jedem Menschen bekannt und bewusst ist – der körperliche und seelische Zustand einer Person zu erkennen gibt, und dass zu einem Entspannungszustand ein ruhiger, gleichmäßiger Atem immer dazugehört.

So ist es auch naheliegend, dass der Atem in praktisch jeder Entspannungsübung (auch wenn sie einen anderen inhaltlichen Schwerpunkt hat) angesprochen wird, etwa beim Einstieg in die Übung oder bei der Beendigung. Darauf wird in diesem Abschnitt noch speziell eingegangen, auch auf die Bedeutung des Atems beim Anleiten einer Übung (2.2.2).

Der Atem ist auch in besonderer Weise geeignet als Gegenstand der Aufmerksamkeit in einer Entspannungsübung:

Das beginnt schon damit, dass er für praktisch alle Menschen **jederzeit gut und sicher wahrnehmbar** ist. Andere vegetative Vorgänge wie etwa der Herzschlag sind dagegen kaum sicher wahrnehmbar, andere wahrnehmbare Dinge, z.B. ein achtsam wahrgenommenes Geräusch, sind oft nicht so dauerhaft verlässlich vorhanden, wieder andere Gegenstände, z.B. ein inneres Vorstellungsbild, erfordern speziellere Fähigkeiten (Vorstellungskraft) oder jedenfalls, wie etwa auch die Formeln des Autogenen Trainings, eine stärkere innere Aktivität.

Sodann ist der Atemvorgang **rhythmisch**, und Rhythmen wirken natürlicherweise oft beruhigend. Auch verbindet das Atmen deutlich Außenwelt und Innenwelt, indem beim Einatmen die Luft von außen in den Körper hereingeholt wird, wo dann in der Lunge der Sauerstoff in den Blutkreislauf übergehen kann. Dieser **Weg von Außen nach Innen** entspricht dem Grundgeschehen bei einer Entspannungsübung, die typischerweise außenorientiert beginnt und immer mehr nach innen führt, wo sich dann die Ruhe manifestiert.

Dann gibt es im Atemvorgang **zwei Punkte, die sehr stark Entspannung bzw. Ruhe erlebbar machen**: der Beginn des Ausatmens als ein „Loslassen“ und der Moment der Stille („Leere“) im Körper nach dem Ausatmen, vor dem Einatmen.

Eine Rolle spielt auch, dass Atmen ein **elementarer Lebensvorgang** ist, von Geburt an verlässlich immer da, Tag und Nacht, sommers wie winters, in Freud und Leid. Atem ist Leben, und ihn bewusst wahrzunehmen, kann so etwas wie Grundvertrauen in den Körper, in sich selbst, in das Leben und die Welt fördern.

Damit ist auch schon darauf aufmerksam gemacht, dass der Atem sich normalerweise **ganz von selbst reguliert**, unbewusst. Auch wenn wir schlafen, können wir uns darauf verlassen, dass wir weiteratmen. Wir können zwar den Atem bewusst kontrollieren und steuern (anders als etwa den Herzschlag oder die Körpertemperatur), aber das ist nur begrenzte Zeit möglich und nur selten nötig und sinnvoll.

Beispiele für sinnvolles bewusstes Atmen:

- Gegensteuern gegen Hyperventilation, um panische Angst zu stoppen und zu bewältigen,
- Korrektur eines dauerhaft ungesunden Atemmusters, z.B. hoher Brustatmung,
- Selbsterfahrung der Variabilität des Atems, z.B. „Erkundung der Atemräume“,
- Schulung besonderer Atemfähigkeiten, z.B. im musikalischen oder sportlichen Bereich.

Wir haben den ruhigen Atem (langsam, gleichmäßig, mit relativ wenig Volumen), der einfach geschehen darf (Schultz hat das durch seine AT-Formelvariante „Es atmet mich“ besonders hervorgehoben, 2.4.3), schon als wichtiges und gut wahrnehmbares Element eines Entspannungszustandes kennengelernt (1.1.2). Er soll sich also bei jeder Entspannungsübung, zusammen mit dem gesamten Entspannungszustand, entwickeln.

Die naheliegende Idee, absichtlich „entspannt“ zu atmen und dadurch einen Entspannungszustand herbeizuführen, ist allerdings irreführend. Denn ein solcher willkürlich praktizierter entspannter Atem entspricht nicht dem Gesamtzustand des Organismus, muss also aktiv-künstlich-konzentriert-angestrengt herbeigeführt und aufrechterhalten werden. Das ist das Gegenteil von Entspannung, die ja gerade durch Nicht-Tun, Geschehen-Lassen charakterisiert ist (1.2.3; 2.3.1).

Deswegen geschieht oft, wenn jemand in der Übung absichtlich „entspannt“ atmet, Folgendes: Nach einiger Zeit, wenn der Entspannungszustand sich zu entwickeln beginnt und die Konzentration auf das künstliche Atmen nachlässt, kommt die Person aus dem Atemrhythmus, muss hüsteln oder sich räuspern und ihren Atemrhythmus wieder neu finden, was den Entspannungsprozess stört.

Bei Personen, die sich dem eigenen Atemrhythmus überlassen, tritt dagegen öfter ein ganz anderes Phänomen auf: Ein wohliger „Seufzer-Atem“ zeigt an, dass jetzt die eigentliche Entspannungsphase mit dem entsprechenden Atemrhythmus beginnt, ganz natürlich selbstreguliert.

Bewusst gesteuertes Atmen kann, wie bereits angesprochen, in anderen Zusammenhängen, abseits von Entspannungstraining, einen guten Sinn haben, etwa als Selbsterfahrung, als Teil einer Atemtherapie (bekanntes Beispiel dieser Therapieform ist Middendorf 2007) oder als Meditationsübung (siehe Nhat Hanh 2016; Ott/Epe 2018).
Wie jede richtig verstandene Entspannungsübung gehört aber auch die Atementspannung zur Gesundheitsvorsorge, sie ist kein Atemtraining, keine Atemgymnastik oder Atemtherapie, sie ist nicht als Behandlung einer Atemstörung zu betrachten.
In praktisch allen Veröffentlichungen zum Thema Atem ist jedoch das „richtige“ Atmen Leitgedanke (siehe Lodes 2017; Grasberger/Schweppe 2013) und das Lenken des Atems selbstverständlich (siehe die aktuelle Gesamtdarstellung von Braun 2019), sogar wenn „Entspannung“ im Titel erscheint (wie bei Höfler 2015 oder auch Müller 2001).
Im Zusammenhang mit Entspannung verweist jedoch die Vorstellung, man müsste bzw. sollte den Atem steuern, kontrollieren, im Griff haben, auf ein problematisches Menschenbild: Der Körper erscheint quasi als Maschine, an der man beliebig herumschrauben kann, um sie zu optimieren. Das widerspricht der m.E. notwendigen ganzheitlichen Sicht von Mensch, Gesundheit und Entspannung.

Wesentlich ist also, den entspannten Atem nicht etwa absichtlich, künstlich herstellen zu wollen. Allenfalls könnten ein paar bewusste Atemzüge ein guter Auftakt zur Entspannungsübung sein. In der eigentlichen Entspannungsübung soll sich der entspannte Atem (zusammen mit dem gesamten Entspannungszustand) von selbst entwickeln. Das heißt, Vertrauen in den eigenen Körper zu haben, in die gesunde Selbstregulation des Organismus, und zu wissen: Es genügt, sorgfältig und präzise gute Bedingungen herzustellen – der Entspannungszustand, den der Organismus braucht, entwickelt sich dann ganz von selbst. Das ist Entspannung in ihrem Wesen: nicht machen, sondern geschehen lassen.

Grundgedanke aller Atemübungen eines Entspannungstrainings ist dementsprechend das Geschehen-Lassen des Atems.

So ist die Überschrift dieses Abschnittes „Atementspannung" nicht ganz glücklich. Die Formulierung lässt doch eher daran denken, der Atem sollte aktiv und absichtlich entspannt werden, es sollte „richtig" geatmet werden, um dadurch eine Gesamtentspannung herbeizuführen. Bei einem Entspannungstraining (im Gegensatz zu einem Atemtraining) geht es aber darum, nur die Aufmerksamkeit auf den Atem zu richten, gerade ohne ihn bewusst zu verändern. So wäre „atemorientierte Entspannung" die genauere Bezeichnung, allerdings etwas umständlich und auch nicht ganz gefeit gegen Missverständnisse.

2.2.1 Standardübungen der Atementspannung

Durch vier Beispiele von Atementspannungsübungen soll nun die Palette an methodischen Möglichkeiten atemorientierter Entspannung aufgezeigt werden.

Die erste dieser Standardübungen präsentiert die traditionell bewährte Verbindung der Atemorientierung mit der Haltung der Achtsamkeit: reines Wahrnehmen des Atems, wie er gerade geschieht. Die Anleitung unterstützt das vollständige Wahrnehmen aller Phasen und Teile des rhythmischen Atemvorgangs, des Weges nach innen, besonders auch des Momentes der Stille nach dem Ausatmen als einem Inbegriff von Ruhe.

Achtsamkeit für den Atem

Nehmen Sie sich 10–20 Minuten Zeit
und schaffen Sie sich eine möglichst ruhige Umgebung,
mit gedämpftem Licht und ausreichender Wärme.
Treffen Sie die nötigen Vorkehrungen, damit Sie nicht gestört werden.
Nehmen Sie eine bequeme, lockere Stellung ein, im Sitzen oder im Liegen
und schließen Sie ruhig die Augen oder lassen Sie jedenfalls Ihren Blick ruhen.
Lassen Sie sich bewusst Zeit für diesen Anfang,
in dieser Ruhesituation anzukommen,
von der Umgebung wahrzunehmen, was eben noch wahrzunehmen ist,
auch bei sich selbst zu sein,
etwa eine Zeit lang den Fluss Ihrer Gedanken zu beobachten,
Ihren Körper zu spüren.

Wenden Sie sich dann Ihrem Atem zu.
Beobachten Sie das Herein- und Hinausströmen der Atemluft.
Verändern Sie nichts, nur beobachten, wahrnehmen, spüren.
Begleiten Sie mit Ihrer Aufmerksamkeit den Atem

auf seinem Weg in den Körper herein,
als frische Luft durch die Nase,
den Kehlkopfbereich,
die Luftröhre,
bei jedem Einatmen ein Stück weiter mitgehen,
nach und nach immer weiter hinein,
möglichst bis hinunter in den Bauch
spüren, wie der Atem strömt,

auch wieder hinaus aus dem Körper, beim Ausatmen.
Spüren Sie dieses Loslassen im Inneren des Körpers,
mit dem das Ausatmen geschieht,
und wie die warme Atemluft sich nach und nach löst aus dem Körper,
wieder durch Nase oder Mund hinaus.
Bei jedem Ausatmen ruhig aufmerksam dabei sein
und spüren, was da geschieht.

Achten Sie auch einmal auf den Moment völliger Stille nach dem Ausatmen,
vor dem Einatmen,
diese Ruhe im ganzen Körper, in diesem Moment,
eine wirklich tiefe, vollständige Ruhe

im Rhythmus des Atmens,
Ihrem eigenen, ganz persönlichen Rhythmus,
der ganz von selbst geschieht,
ruhig und sicher,
immer wieder.

Lassen Sie sich jetzt bitte noch fünf oder sechs Atemzüge Zeit,
noch einmal bewusst zu spüren
und das Angenehme auch zu genießen,
bevor Sie dann diese Ruhephase klar beenden.

Wenn Sie so weit sind,
bewegen Sie Arme und Beine,

atmen Sie kraftvoll durch
und öffnen Sie Ihre Augen,
ganz wieder hierher orientiert.

Mit der zweiten Standard-Atementspannung lassen sich Möglichkeiten erproben, die Aufmerksamkeit auf den Atem zu verstärken und zu sichern, durchaus noch im Sinne von Achtsamkeit, aber methodisch darüber hinausgehend.

Durch inneres Sprechen der Zahlen 1 und 2 (die Wörter „*ein*“ und „*aus*“ wären ebenso gut möglich) und durch inneres bildhaftes Vorstellen der wechselnden Zahlen werden zugleich der Rhythmus des Atmens und seine „Unendlichkeit“ betont.

Konzentratives Atmen

Nehmen Sie eine bequeme Stellung ein, möglichst locker und entspannt.
Lassen Sie sich Zeit, die richtige Position zu finden.
Werden Sie sich aller Stellen Ihres Körpers bewusst,
mit denen Sie die Unterlage berühren.
Spüren Sie Ihren Kontakt zur Unterlage,
spüren Sie, wie fest und sicher Ihr Körper aufruht,
wie zuverlässig Sie der Boden trägt.

Spüren Sie Ihren Atem, ohne ihn zu verändern,
einfach nur wahrnehmen und spüren,
diesen natürlichen Rhythmus,
das Ein und Aus.
Mit der ganzen Aufmerksamkeit beim Atem sein.

Wenn Sie Ihre Aufmerksamkeit unterstützen möchten,
damit sie ganz beim Atem bleiben kann,
dann sprechen Sie innerlich
beim Einatmen die Zahl eins,
beim Ausatmen die Zahl zwei,
immer wieder: beim Einatmen eins, beim Ausatmen zwei ,
immer so weiter.
Sprechen Sie die Zahlen innerlich deutlich aus

und hören Sie sich innerlich die Zahlen sprechen.

Wenn Sie noch mehr Unterstützung für Ihre Aufmerksamkeit möchten,
dann stellen Sie sich jetzt diese Zahlen auch vor,
bildhaft vor dem inneren Auge,
vielleicht wie eine Art Leuchtschrift,
die Eins und die Zwei.

Achten Sie darauf, diese drei Dinge gleichzeitig zu tun: spüren, sprechen, sehen.
Lassen Sie es geschehen,
dass Sie diese drei Dinge immer ganz gleichzeitig erleben,
ruhig, aufmerksam, ganz klar im Kopf,
gleichzeitig spüren, sprechen und sehen innerlich,
allmählich ganz ruhig vertraut, ganz im Einklang mit dem Atem.

Während der Atem so weiterströmt,
spürbar im Rhythmus,
ein und aus,
und Sie weiter die Zahlen aussprechen,
eins und zwei,
können Sie die Bilder sich wieder lösen lassen, verblassen, verschwinden,
die innere Leinwand ganz frei werden lassen,
ganz offen und frei.
Nur noch spüren und sprechen,
ganz offen und frei.

Und während der Atem immer weiterströmt, gut spürbar,
können Sie auch das Sprechen aufhören, die Worte ausklingen lassen,
ganz ruhig und still,
der innere Raum, ruhig und still.
Nur noch spüren, den Rhythmus des Atmens,
ganz ruhig und still,
ganz offen und frei,
nur noch spüren.

Und während der Atem weiter strömt, auch das Spüren loslassen,
nur noch geschehen lassen, nichts mehr tun,
geschehen lassen,
ganz ruhig und still,

ganz offen und frei,
ruhig geschehen lassen.

Der Atem strömt,
vollkommen gelöst und ruhig,
sich auf diese Weise intensiv erholen und regenerieren.

Lassen Sie sich jetzt noch einige Atemzüge ganz bewusst Zeit,
bevor Sie erholt und ausgeruht
die Übung innerlich abschließen
und sich wieder nach außen orientieren,
sich bewegen, einmal kräftig durchatmen, die Augen öffnen,
ganz wieder hier!

Die dritte Standardübung aus dem Bereich Atementspannung zeigt auf, wie über die reine Achtsamkeit hinaus die Atemorientierung auf ganz einfache und sehr wirkungsvolle Weise einen guten selbstsuggestiven Charakter bekommen kann: Anknüpfend an den metaphorischen Charakter des Ausatmens als „Loslassen", wird bewusst nach und nach der ganze Körper mit einbezogen, bis schließlich dieses Mit-Loslassen sogar dem Körper selbst überlassen werden kann.

Loslassen mit dem Ausatmen

Finden Sie eine angenehme, möglichst lockere Körperhaltung.
Lassen Sie sich Zeit dabei,
ruhig noch etwas korrigieren, noch lockerer liegen (oder sitzen),
auch den Atem ganz frei fließen lassen,
ganz von selbst,
möglichst ruhig und gelöst.

Orientieren Sie sich dann mit Ihrer Aufmerksamkeit besonders auf das Ausatmen,
ohne etwas daran zu verändern, nur spüren,
und werden Sie sich dessen bewusst, dass Ausatmen ein Loslassen ist:
Der Körper lässt die verbrauchte Luft los,
sodass sie hinausströmen kann

und wieder Raum frei wird für die neue, frische Luft.
Spüren Sie dieses Loslassen, das da geschieht,
bei jedem Ausatmen, immer wieder,

und lassen Sie dann nach und nach den ganzen Körper teilnehmen an diesem Loslassen.
Bei jedem Ausatmen ein Stück Ihres Körpers bewusst mit lockerlassen:
Die Füße – mit lockerlassen,
die Beine – ganz lockerlassen, zusammen mit dem Ausatmen,
Unterkörper, Beckenbereich – lockerlassen, im Einklang mit dem Ausatmen,
Oberkörper, Brust und Rücken – vollständig mit lockerlassen,
die Hände – lockerlassen, innerlich loslassen,
die Arme – vollständig loslassen innerlich, bei jedem Ausatmen,
Schultern und Nacken – lockerlassen,
den Kopf, das Gesicht – ganz locker lassen,
immer mit dem Ausatmen,
den ganzen Körper.

Wenn Ihnen dieses bewusste Mit-Loslassen ganz vertraut geworden ist,
kann es auch von selbst geschehen:
Sie können es einfach geschehen lassen,
dass alle Teile des Körpers immer gelöster werden,
mit jedem Ausatmen, ganz von selbst,

völlig ruhig und gelöst,
im Rhythmus des Atmens,
eine angenehme, erholsame Ruhe.

Wenn Sie sich dann tief und angenehm erholt haben,
orientieren Sie bitte Ihre Aufmerksamkeit auf das Einatmen
und beenden Sie diese Übung,
indem Sie mehrmals bewusst einatmen,
dann sich bewegen,
kraftvoll durchatmen
und die Augen öffnen.

Eine weitere wertvolle methodische Möglichkeit der Atemorientierung wird durch die vierte Standardübung veranschaulicht: das imaginative Anreichern des Atemvorganges mit bildhaften Vorstellungen, die der Entspannung dienlich sind.

Bekannte, einfache Bilder, die gut mit dem Atem verknüpft werden können und insbesondere die rhythmische Bewegung stärker veranschaulichen, sind Vergleiche mit Wellen am Strand, mit einem sanft wogenden Getreidefeld oder den ruhigen Flugbewegungen eines großen Vogels hoch oben am Himmel.

In der folgenden Übung geht es dagegen um vorgestellte bedeutungsvolle Vorgänge im Körper. Drei verschiedene Vorstellungsmöglichkeiten können erlebt und erprobt werden: das lockernde „Hineinatmen", das befreiende „Hinausschaffen" von Spannungen und das bestärkende „Hinein-Ausatmen".

Imaginative Atemübung

Nehmen Sie sich genügend Zeit (die Übung dauert 20–30 Minuten)
und schaffen Sie sich eine möglichst ruhige Umgebung,
mit gedämpftem Licht und ausreichender Wärme.
Treffen Sie die nötigen Vorkehrungen, damit Sie nicht gestört werden.
Finden Sie eine bequeme Stellung, im Sitzen oder im Liegen.
Schließen Sie am besten die Augen
und lassen Sie sich erst noch Zeit, ganz in der ruhigen Situation „anzukommen".

Wenden Sie sich dann Ihrem Atem zu.
Beobachten Sie das Herein- und Hinausströmen,
ohne etwas daran zu verändern.
Begleiten Sie den Atem auf seinem Weg in den Körper hinein.
Lassen Sie beim Ausatmen einfach nur los.
Genießen Sie den Moment völliger Stille nach dem Ausatmen, vor dem Einatmen.

Stellen Sie sich nun vor, in Ihrer Fantasie,
Sie könnten beim Einatmen in ihre verschiedenen Körperteile **hineinatmen**
und dadurch Muskeln und Gewebe lockern.
Beginnen Sie bei den Füßen
und gehen Sie dann Ihren Körper langsam Stück für Stück durch.

Stellen Sie sich jetzt vor,
Sie könnten durch das Atmen Spannung aus den verschiedenen Körperteilen **hinausschaffen**.
Holen Sie beim Einatmen gleichsam den Atem aus dem Körperteil hoch,
nehmen Sie die Spannung in der Vorstellung dabei mit
und lassen Sie sie beim Ausatmen mit der Atemluft aus dem Körper hinausfließen.
Beginnen Sie auch da bei den Füßen und gehen Sie Stück für Stück weiter.

Stellen Sie sich schließlich vor,
Sie könnten in die verschiedenen Körperteile **hinein ausatmen**,
als wäre es möglich, dass beim Ausatmen die Luft ruhig in Ihren Körper hineinsinkt,
eine belebende, kräftigende oder auch angenehm wärmende Atemluft.
Gehen Sie wieder Ihren ganzen Körper durch, beginnend mit Füßen und Beinen.
Spüren Sie diese belebende Kraft des ruhigen Atems
bei jedem Ausatmen.

Genießen Sie noch eine Weile, wie gut Sie sich jetzt fühlen.

Lassen Sie sich Zeit vor der Rückkehr aus dem Entspannungszustand.
Wenn Sie soweit sind, bewegen Sie Arme und Beine,
atmen Sie kräftig durch
und öffnen Sie die Augen,
ganz wieder hier orientiert, in diesem Raum, dieser Zeit, dieser guten Umgebung.

Bei der Anleitung dieser Übung achte ich sehr sorgfältig darauf, das „als ob" nicht zu verlieren. Es soll immer klar sein, dass es sich um irreale Vorstellungen handelt, keine mystischen Wirklichkeiten: Kein Mensch kann in Wirklichkeit in seine Füße hineinatmen. Da der menschliche Organismus aber auf Vorstellungen ebenso wie auf die entsprechende Wirklichkeit reagieren kann, tut das der erwünschten Wirkung keinen Abbruch. Man braucht und sollte niemandem Halluzinationen nahelegen.

Drei verschiedene Vorstellungen in einer Entspannungsübung sind viel (auch wenn die Reihenfolge einen guten Sinn hat). Eine solche Fülle an inhaltlichem Material zu präsentieren, passt eher zur kompakten Erfahrungsvermittlung in

Ausbildungsgruppen. In einem regelrechten Entspannungstraining ist eine Reduzierung auf eine oder allenfalls zwei Vorstellungsmöglichkeiten wahrscheinlich wirkungsvoller.

2.2.2 Der Atem bei der Anleitung einer Entspannungsübung

Das Thema „Atem + Entspannung“ gibt auch Gelegenheit, nochmals auf das Anleiten einer Entspannungsübung allgemein zurückzukommen (ergänzend zu 1.2.3).

Der Atem ist im Zusammenhang mit Entspannungstraining ein so allgegenwärtiges und sicher wahrnehmbares Element, dass er an verschiedenen Stellen sinnvoll in jede Art von Entspannungsübung einbezogen werden kann,.

So bietet sich schon in der Einleitungsphase an, nach dem Einnehmen der Körperhaltung, dem Schließen der Augen und dem Sich-vertraut-machen mit Situation und Umgebung, die Aufmerksamkeit auf den Atem zu lenken, denn dadurch orientiert sich die Person mehr auf sich selbst, geht von außen nach innen, findet ihren eigenen Rhythmus und den Einstieg in Geschehenlassen und Loslassen. Das bereitet den Boden für die nachfolgende, eigentliche Übung und die Entwicklung der Entspannung.

Wenn anfangs eine größere Unruhe da ist, lässt sich auch durch einige bewusst langsamere und tiefere Atemzüge sinnvoll ein stärkeres Signal setzen für das Umschalten auf den Entspannungsmodus.

In der Beendigungsphase einer Entspannungsübung (1.2.3 „Beendigung“) ist ein bewusstes, stärkeres „Durchatmen“ neben dem „Sich-Bewegen“ und „Augenöffnen“ fester Bestandteil des Rituals der Reorientierung und Aktivierung. Es bringt dem Organismus einen sinnvollen Schub an Sauerstoff und Wachheit.

Wenn sich ein intensiverer Entspannungszustand entwickelt hatte, bietet sich an, schon in der vorbereitenden Ankündigung des Übungsabschlusses auf das Atmen, und zwar das Einatmen, zu orientieren. Das fördert die erforderliche verstärkte Sauerstoffzufuhr.

Manchmal tritt bei Beendigung einer Entspannungsübung ein spontanes Gähnen auf. Das sollte als natürlicher Regulationsvorgang „begrüßt“ werden.

Eine bedeutsame Rolle kann das Atmen beim Anleiten der eigentlichen Übung spielen, durch seinen Zusammenhang mit der angemessenen Sprechweise. Während in der Einleitungs- und Beendigungsphase eher klar, kräftig und alltagsähnlich gesprochen werden soll, ist die Sprechweise in der mittleren Entspannungsphase ruhiger, leiser, gleichmäßiger (1.2.3 „Sprechweise“), deutlich anders als eine inhaltsbezogene, dramatische Sprechweise beim Vorlesen eines literarischen Werkes oder beim Erzählen eines Märchens.

Die erwünschte Gleichmäßigkeit der Sprechweise kann nun durch Verbindung mit dem Atmen zu einem ausgeprägt ruhigen Rhythmus werden: Ich spreche ein Stück Text mit dem Ausatmen und mache dann eine etwa gleich lange Sprechpause für das Einatmen, und dies immer wieder in gleicher Weise, ganz ruhig rhythmisch. Das ist insofern natürlich, als ein Sprechen nur zusammen mit dem Ausatmen möglich ist, aber ich beschleunige und verheimliche nicht wie sonst das Einatmen, sondern gebe ihm genauso viel Raum wie dem Ausatmen und Sprechen. Der dadurch entstehende ruhige Rhythmus, übereinstimmend mit meinem eigenen ruhigen Atmen, wirkt beim Entspannungstraining auf eine zuhörende Person normalerweise stimmig und beruhigend.

Wenn eine Entspannungstrainerin bzw. ein Entspannungstrainer so viel Erfahrung und Sicherheit im Anleiten der jeweiligen Übung hat, dass ein weitgehend freies Sprechen möglich ist, kann auch die Orientierung am Atmen einer teilnehmenden Person eine Option sein. Ich könnte dann immer mit dem Ausatmen dieser Person mitsprechen und dadurch den Atemrhythmus der Person aufgreifen und betonen, was der Entspannungsentwicklung dienlich wäre. Bei dieser Art Mitsprechen gleicht sich natürlich auch mein eigener Atemrhythmus an, und da ich durchaus auch noch ruhiger atmen könnte, ergibt sich auch eine sanfte Beeinflussung der anderen Person, etwas langsamer und gleichmäßiger zu atmen.

Es ist naheliegend, dass ich mir in einer Gruppe für ein solches Mitsprechen jemanden aussuche, der eher Schwierigkeiten hat, in die Entspannung zu kommen. So kann ich eine Person, die es braucht, – normalerweise unbemerkt von ihr selbst und den anderen – bei der Entwicklung eines entspannten Zustandes unterstützen.

2.3 Progressive Relaxation

Die Progressive Relaxation (PR) ist das Lebenswerk von Edmund Jacobson (1888–1983), der in den USA, vor allem in Chicago, als Arzt und Physiologe tätig war, forschend im Grenzbereich zwischen Psychologie und Medizin.

Den entscheidenden Anstoß zur Beschäftigung mit Entspannung bekam er bereits im Studium durch die Beobachtung, die sich dann aufgrund neuartiger, verfeinerter Messgeräte immer genauer nachweisen ließ, dass Menschen, die „nervös", leicht erregbar, ängstlich sind, immer auch eine erhöhte Muskelspannung haben („*When an individual lies „relaxed", so-called in the popular sense …, it can readily be shown … that in many instances he still remains tense in certain parts*"; Jacobson 1938, 5).

Daraus entstand die Idee, durch ein gezieltes, systematisches, naturwissenschaftlich fundiertes Trainingsprogramm, diese Menschen wieder grundlegend zu befähigen, die ständig überhöhte Muskelspannung abzubauen – und dadurch umgekehrt auch die seelische Spannung zu lösen.

Als sich in seinen Untersuchungen zeigte, dass tatsächlich ein solch zwingender Zusammenhang zwischen Muskelspannung und Nervosität besteht („*to be excited and to be fully relaxed are physiological opposites*“; Jacobson 1938, XV) und ein reduzierter Muskeltonus zu allgemeiner Entspannung führt, („*the subsidence of symptoms becomes most marked upon the disappearance of residual tensions*“; Jacobson 1938, XV), arbeitete Jacobson die entsprechende Trainingsmethode der Progressiven Relaxation immer weiter aus als eine „Kultivierung des Muskelsinns“ („*cultivation of the muscle-sense*“; Jacobson 1938, XVI). Denn durch verbesserte Sensibilität für Muskelzustände entwickelt sich die Fähigkeit, auch versteckte „Restspannungen“ wieder wahrzunehmen und bewusst oder unbewusst sicher und vollständig aufzulösen.

Jacobsons zusammenfassende wissenschaftliche Darstellung erschien 1929, in zweiter, heute noch gültiger Neuauflage 1938.

Größere Verbreitung, auch über Amerika hinaus, erlangte die Progressive Relaxation ab ca.1960 im Zusammenhang mit der Verhaltenstherapie. Dort wurde Progressive Relaxation von Joseph Wolpe als Teil einer neuartigen Angsttherapie, der Systematischen Desensibilisierung, eingesetzt.

Aus praktischen Gründen wurde dabei mit kürzeren Übungsformen gearbeitet (Jacobsons Vorgehen erstreckte sich über Monate mit mehreren Einzelsitzungen pro Woche) und der Schwerpunkt des Vorgehens wurde auf die unmittelbare Entspannungswirkung, verstärkt durch suggestive Formulierungen, verlagert.

Diese problematische Entwicklung, die in wesentlichen Punkten nicht mehr Jacobsons Grundgedanken entspricht, verbindet sich ab ca.1970 vor allem mit den Namen Douglas A. Bernstein und Thomas D. Borkovec. Einen Fortschritt bedeutete jedoch, dass diese Autoren eine Standardform mit 16 Schritten etablierten, die grundsätzlich geeignet ist für Gruppenanleitung in Kursen und angemessen für den Anwendungsbereich Gesundheitsvorsorge/Prophylaxe.

Auf Bernstein/Borkovec (2018) basieren die im deutschsprachigen Raum verbreiteten weiteren Veröffentlichungen etwa von Brenner, Ohm, Olschewski, Gröninger und Krampen. Obwohl dann immer mehr eine Rückbesinnung auf das Original angemahnt wurde (siehe Hamm 2014), haben es auch neuere Veröffentlichungen, etwa von Naeher-Zeiffer (2015), die dem Rechnung tragen wollen, an methodischer Konsequenz fehlen lassen. Claus Derra hat in seiner Monographie (2017, 53ff.) die späteren Modifikationen der PR ausführlicher referiert, sich dann allerdings in seiner eigenen Vorgehensweise noch weiter von Jacobson entfernt. Er versteht Jacobsons Vorgehensweise als eine Übung zur unmittelbaren Herstellung von Entspannung (dagegen 2.3.1) und propagiert eine (m.E. verfehlte) methodische Annäherung und Vermischung mit AT und anderen Entspannungsverfahren.

Seit 1987 ist die Progressive Relaxation in Deutschland (gleichwertig mit dem Autogenen Training) kassenrechtlich anerkannt. Auch im Bereich der Gesundheitsvorsorge (z.B. in den Programmen von Krankenkassen und Volkshochschulen) hat sie weite Verbreitung gefunden.

Gelegentlich werden dabei andere Begriffe und Abkürzungen verwendet (z.B. PME für Progressive Muskel-Entspannung, TME für Tief-Muskel-Entspannung). Inzwischen ist der originale Fachbegriff Progressive Relaxation (PR) jedoch gut etabliert.

2.3.1 Ziel und Methode der Progressiven Relaxation

Die Progressive Relaxation dient dazu, die natürliche Entspannungsfähigkeit grundlegend (wieder-)aufzubauen und zu vervollkommnen („*the goal should be to achieve habitual relaxation*"; Jacobson 1938, 3; „*method of cultivating natural and spontaneous relaxation*"; Jacobson 1938, 4f).

Dies geschieht durch ein längeres, selbstständiges und systematisches Üben, das sich auf die Muskeln bezieht, die sich willkürlich betätigen lassen. Durch das Übungsprogramm der Progressiven Relaxation lernt eine Person

1. den Spannungs-/Entspannungszustand der Muskeln genauer zu spüren (Sensibilisierung der Muskelwahrnehmung),
2. zu verstehen, dass Entspannung kein aktiver Vorgang ist, sondern ein Aufhören zu tun, ein Nicht-Tun,
3. Muskeln nach und nach so vollständig loszulassen, dass sich auch bislang unbemerkte Restspannungen lösen.

Dadurch entwickelt sich dann eine optimale, den ganzen Menschen umfassende und sich weitgehend unbewusst selbstregulierende Entspannungsfähigkeit.

Progressive Relaxation ist also ein Trainingsprogramm mit Perspektive: Ziel ist nicht die augenblickliche entspannende Wirkung einer einzelnen Übung, sondern die Entwicklung der Entspannungsfähigkeit vor allem auf der autonomen Ebene, der Selbstregulation des Organismus, durch kontinuierliches Üben.

Jacobson hat nicht ausdrücklich die Zielebenen der Selbstregulierung und des punktuellen Einsatzes einer Entspannungsübung (1.1.1) unterschieden, so können seine Formulierungen (z.B. *„to bring quiet to the nervous system“*; Jacobson 1938, 4) öfter auch missverstanden werden. Verschiedene explizite Äußerungen (z.B. *„the aim will be to minimize attention and to make the process habitual and automatic“* Jacobson 1938, 66; weitere Zitate in 2.3.4) sowie die Gesamtdarstellung lassen allerdings keinen Zweifel: Es wäre wirklich abwegig anzunehmen, Jacobson habe seine extensive Trainingsmethode als Einzelübung gedacht, die hier und jetzt einen Entspannungszustand herstellen sollte und im Bedarfsfall einzusetzen wäre. Ihm geht es um ein grundlegendes Training, dessen Früchte später geerntet werden können: Die Person kann sich entspannen, ohne noch eine Übung durchführen zu müssen.

Die von Jacobson entwickelte Vorgehensweise bei der Progressiven Relaxation ist gekennzeichnet durch ein scheinbares Paradox: Vor dem vollständigen Loslassen werden die Muskeln erst einmal verstärkt angespannt. Dadurch wird eindeutig spürbar, wie sich der Muskel in angespanntem Zustand innerlich anfühlt, im Kontrast zu dem sicher entspannteren Zustand später nach dem Loslassen. Ohne ein etwas verstärktes Anspannen wäre die angestrebte Schulung der Muskelwahrnehmung nicht möglich, weil eine dauerhaft überhöhte Muskelspannung, die Restspannung, oftmals nicht spürbar ist – wir haben uns schon zu sehr daran gewöhnt.

Erst nach längerem Üben, am Ende eines Kurses, wird es möglich sein, auf die zusätzliche Anspannung zu verzichten und die nun spürbar werdende Restspannung unmittelbar loszulassen (das ist dann die „Mentale Form“ der Progressiven Relaxation, 2.3.6).

Das richtige Verständnis der Anspannung bei der Progressiven Relaxation ist der entscheidende Punkt zum richtigen Verständnis der gesamten Methode:

> *„Contractions are performed solely to make the individual acquainted with the experience of tenseness, that is, to show him what not to do … They are not designed to be an aid to relaxation and should not be repeated immediately before or during attempted relaxation“ (Jacobson 1938, 43; Hervorhebung von Jacobson).*

Damit sollte definitiv klar sein, dass die Vorgehensweise der PR keine Übung ist, um sich hier und jetzt zu entspannen, sondern eine Sensibilitätsschulung.

PR ist eine langfristige Trainingsmethode, keine punktuelle Entspannungstechnik

Die Grundvorgehensweise von Anspannen – Loslassen wird an einer Reihe von Muskeln (bzw. Muskelgruppen) durchgeführt, Schritt für Schritt durch den ganzen Körper wandernd (auch deshalb heißt die Übung Progressive, d.h. „voranschreitende“, Relaxation).

Diese Schritte, die Abfolge beim Gang durch den Körper, werden wir später besprechen. Methodisch vorrangig ist, was bei jedem einzelnen Schritt, bei jeder Muskelpartie immer wieder zu tun ist: die Durchführung bestimmter Phasen. Um die Vorgehensweise bei den einzelnen Muskelpartien völlig klar zu machen, will ich sie als Abfolge von vier Phasen und einer Auftaktphase darstellen:

0. Aufmerksamkeit,
1. Anspannen,
2. Festhalten,
3. Loslassen,
4. Nachspüren.

Diese klare Phasenaufteilung lässt sich unschwer aus Jacobsons Gesamtdarstellung herausfiltern, obwohl er sie selbst nicht explizit gemacht hat. Ähnlich dargestellt ist sie bei Bernstein/Borkovec 2018, 68 (allerdings mit unklarem „Lockern“ der Spannung) und in verschiedenen Veröffentlichungen anderer Autoren. Methodisch und praktisch wichtig ist vor allem die Trennung von Anspannen (als Bewegung) und Festhalten (zum Spüren der Muskelspannung).

Im Einzelnen ist dabei Folgendes zu tun und zu beachten:

Phase 0: Aufmerksamkeit

Diese Auftaktphase lenkt erst einmal nur die Aufmerksamkeit auf die betreffende Muskelpartie, macht also innerlich bereit für den bevorstehenden Übungsschritt. Die Auftaktphase sollte **kurz** sein, nur eben ein Sammeln der Aufmerksamkeit.

Bei sehr großer Unruhe und Bewegungsdrang kann es ausnahmsweise sinnvoll sein, sich mehr Zeit für diese Vorphase zu lassen, eventuell sogar ein paar lockernde Bewegungen zu machen.

Phase 1: Anspannen

Mit dieser Phase beginnt der eigentliche Übungsablauf. Die betreffenden Muskeln werden etwas angespannt, meist durch eine entsprechende kleine Bewegung.

Hier ist nun entscheidend, **nicht zu stark** anzuspannen. Die Spannung soll zwar eindeutig wahrnehmbar werden, aber nicht über dieses Mindestmaß hinausgehen.

Bei den ersten Übungsdurchgängen mag es erforderlich sein, um der Deutlichkeit willen etwas stärker anzuspannen. Um das vorweg zu testen, kann die Muskelpartie probeweise unterschiedlich stark angespannt werden. So lässt sich das notwendige Mindestmaß an Spannung herauszufinden. Jacobson (1938, 46) sagt, die Muskelspannung sollte sein *„clearly perceived even with very slight contractions“*.

Wenn die Anspannung übermäßig gesteigert würde, könnte von einer Sensibilisierung der Muskelwahrnehmung keine Rede mehr sein. Extreme Spannung kann jeder spüren, da gibt es nichts zu lernen.

Bei starker Anspannung würde dann das spätere Loslassen zu einem erleichternden oder sogar erschöpften Beenden einer übermäßigen Anstrengung. Mag eine solche Erleichterung noch so angenehm erlebt werden, das Spüren und Loslassen geringfügiger Spannungen (und darum geht es Jacobson) wird dadurch nicht geübt, die Entspannungsfähigkeit nicht verbessert.

Durch eine übermäßige Steigerung der Anspannung (wie sie durch die Darstellung von Bernstein/Borkovec 2018, bsd. 61, nahegelegt wurde und deswegen in Kursen öfter praktiziert wird) gerät die Übung auch sofort in die Nähe von sportlichem Muskelaufbautraining oder Lockerungsgymnastik. Damit wäre man aber gedanklich auf einem völlig falschen Gleis.

So ist auch das weit verbreitete Pendel-Bild (z.B. Bernstein/Borkovec 2018, 58; Ohm 2017, 20) irreführend. Es soll den Sinn gerade des stärkeren Anspannens bildhaft veranschaulichen: Je höher man ein Pendel auf einer Seite hebt (=Anspannen), desto stärker ist dann der Ausschlag zur anderen Seite (=Entspannung). Das widerspricht völlig Jacobsons Grundgedanken und ist im Übrigen wohl auch physiologisch unzutreffend (siehe die von Hamm referierten inkonsistenten Befunde der Grundlagenstudien bei Hamm 2014).

Es sollte immer eine „nur eben gut spürbare“ Anspannung hergestellt werden.

Progressive Relaxation ist kein Muskeltraining, sondern eine Wahrnehmungsschulung

Das bedeutet auch, dass durch das Anspannen kein Schmerz oder gar Krampf ausgelöst werden darf. In irgendwie empfindlichen Körperbereichen gilt es also ganz besonders leicht anzuspannen, eventuell sogar sich das Anspannen nur vorzustellen.

Und von Anfang an sollte auch immer darauf geachtet werden, nur die eine angesprochene Muskelpartie anzuspannen, alle anderen Muskeln möglichst locker zu lassen.

Phase 2: Festhalten

Diese Phase ermöglicht das Wahrnehmen der Spannungsempfindungen in den Muskeln.

Es geht darum, die in Phase 1 aufgebaute leichte Spannung gleichmäßig festzuhalten, um sie in Ruhe wahrnehmen zu können. Vorher war man ja noch mit der Bewegung, dem Herstellen der Spannung, beschäftigt.

Dieses Wahrnehmen der Spannung dient der Sensibilisierung für Muskelzustände und braucht seine Zeit. Aber es ist nicht sinnvoll, diese Phase irgendwie zu intensivieren oder besonders auszudehnen, da sie nur zeigt, was nicht sein sollte; sie trägt in keiner Weise zur Entspannung bei (darauf weist Jacobson ausdrücklich hin, 2.3.1). Sobald die Spannung deutlich gespürt wird, ist es auch genug. Festgelegte Zeitvorgaben sind dafür nicht erforderlich.

Es sollte auch immer klar sein, dass es darum geht, die betreffenden **Muskeln** in ihrer Anspannung zu spüren, nicht so sehr mögliche begleitende Empfindungen, z.B. in Gelenken oder an der Haut. Denn es geht um die Sensibilisierung der Muskelwahrnehmung im Wechsel von Anspannung und Entspannung. So spielt auch die Dehnung von (gegenläufigen) Muskeln in der Progressiven Relaxation keine Rolle.

Und es ist sinnvoll, in dieser Phase des Festhaltens bewusst **weiterzuatmen**, im Atemrhythmus zu bleiben. Wir alle neigen dazu, bei Anspannung die Luft anzuhalten, was die Spannung unnötig verstärkt. Nach und nach lässt sich diese Tendenz abbauen und auflösen.

Phase 3: Loslassen

Die Entspannung beginnt mit diesem plötzlichen und vollständigen Loslassen. Dadurch wird sofort zumindest ansatzweise klar und deutlich spürbar, was Entspannung ist, im Gegensatz zur Anspannung vorher. In dem Moment, da man aufhört, die Spannung festzuhalten, nichts mehr tut, kann der Muskel sich lockern und lösen, ganz von selbst, und er soll „lernen“, auf diese Weise eine immer vollständigere Entspannung zu finden.

Intuitiv verbindet sich das Loslassen oft mit einem Ausatmen. Sollte das spontan der Fall sein, darf es ruhig durchgehend beibehalten werden. Es ist jedoch nicht notwendig, die Verbindung mit dem Ausatmen zu einer Regel zu machen.

Völlige Entspannung ist Nicht-Tun. Jedes Machen-Wollen stört diesen Prozess. Deshalb ist es wesentlich, die Spannung nicht langsam, schrittweise loszulassen (das wäre eher ein Spielen mit mehr und weniger Spannung, d.h. man würde das teilweise Festhalten von Spannungen üben) und nach dem Loslassen auch **keinerlei nachträgliche Lockerungsbewegungen** mehr zu machen. Progressive Relaxation ist keine Lockerungsübung, sondern soll eine grundlegendere Entwicklung ermöglichen: die natürliche, selbstregulierte, vollständige Entspannung.

Es ist ganz im Sinn von Jacobson (obwohl er nicht immer so klar formuliert), die Phase als ein plötzliches Loslassen zu verstehen, so vollständig wie möglich. Es geht ihm darum zu zeigen, dass jede Anspannung (auch die Restspannung ohne jegliche Bewegung) ein Tun des Körpers ist, und Entspannung das einfache Gegenteil: *„What we wish is simply the reverse of this, namely, not doing“* (Jacobson 1938, 49). Für die innerliche Entwicklung der Entspannung, das innere Loslassen, bekommt die Person bei ihm dann viel mehr Zeit als heute üblich (durchaus 15 Minuten), um die allmählich vollständigere Auflösung der Restspannung zu fördern – immer ohne Tun, ohne Anstrengung, ohne Bewegung (abgesehen von der Möglichkeit, nach Aufforderung durch den Anleitenden die gesamte Phasenfolge zu wiederholen): *„relaxation … is either done or it is not done, and that is all“* (Jacobson 1938, 50).

! Entspannung als „Aufhören zu tun“ ist der Wesenskern der Progressiven Relaxation

Jacobson verwendete die Formulierungen *„let it go“* (1938, 50), auch verstärkt zu z.B. *„Just let the arm become limp as a rag“*, und *„go negative“/„go in the negative* *direction*" (Jacobson 1938, 53), womit gemeint ist: Hör auf aktiv zu sein, hör auf zu tun, lass die Entspannung immer vollständiger werden.

Im Deutschen scheint mir das Wort „loslassen" optimal, manchmal passt auch „fallen lassen". Die öfter verwendeten Begriffe „lösen" und „lockern" meinen oder implizieren eher ein langsames Tun, sind also methodisch irreführend.

Phase 4: Nachspüren

Jetzt geschieht das Spüren und Beobachten der Empfindungen in der Muskulatur, die Entspannung bedeuten. Nach und nach lockert sich die Muskelpartie immer mehr, immer vollständiger, und das Nachspüren gibt Zeit, die dabei auftretenden Empfindungen zu entdecken, kennen zu lernen, d.h. den „Muskel-Sinn" zu schulen, sensibler zu werden.

Es gilt also, aufmerksam zu beobachten, aber nicht angestrengt, sondern ruhig-locker, und **sich sehr viel Zeit zu lassen**.

Anfangs ist die Aufmerksamkeitsspanne oft kürzer, später deutlich länger, man braucht dafür keine festgelegten Zeitvorgaben – man bleibe einfach beim Nachspüren, solange man aufmerksam sein kann.

Gerade Anfänger haben in der Nachspürphase häufig den Impuls, der Entspannung durch lockernde Nachbewegungen „auf die Sprünge helfen" zu wollen. Das wäre, wie schon erwähnt, kontraproduktiv, denn der Organismus soll ja gerade lernen, ins Nicht-Tun zu kommen und dadurch in die vollständige Entspannung. Möglich bleibt, um der Anfänger-Unruhe entgegenzukommen, eine Wiederholung der gesamten Phasenfolge (2.3.2 „Übungsablauf"). Und noch etwas ist bedeutsam: offen zu bleiben für alle Empfindungen in den Muskeln. Alles was in der betreffenden Muskulatur nach dem Loslassen spürbar wird, ist wichtig und richtig.

Progressive Relaxation ist eine Art Entdeckungsreise: Die übende Person soll und kann ihre individuelle, natürliche Entspannungsfähigkeit (wieder-)entdecken und vervollkommnen. Dazu gehört, sich nicht vorher schon auf bestimmte Empfindungen festzulegen, wie es etwa im Autogenen Training geschieht (wo man sich z.B. Schwere und Wärme suggeriert). Jacobson hat seine Methode ausdrücklich (1938, 4f, 426) als ein nichtsuggestives, nichthypnotisches Verfahren entwickelt, und darin liegt durchaus ein besonderer Wert, der Beachtung verdient. In einem Diagramm vereinfacht dargestellt sieht die **gesamte Phasenfolge** wie in Abb. 1 aus.

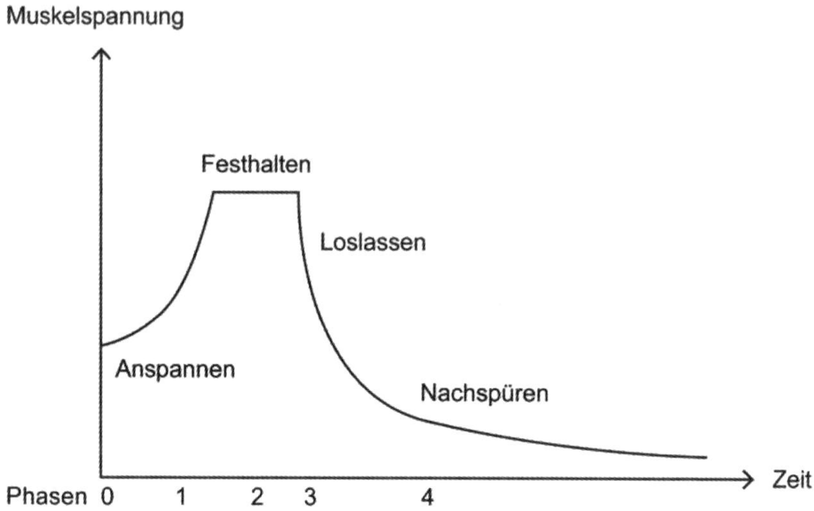

Abb. 1: Diagramm zur Phasenfolge bei der Progressiven Relaxation

Abschließend ein **praktisches Beispiel zur Veranschaulichung der Phasenfolge**: Angenommen, der nächste Übungsschritt betrifft die Schultermuskeln. In diesem Fall ist Folgendes zu tun:

0. Die Aufmerksamkeit auf die Schultern richten.
1. Die Schultern leicht anheben (2–5cm dürften genügen).
2. Die Schultern so angehoben halten und dabei die leichte Spannung in den Schultermuskeln wahrnehmen (5–10 Sekunden genügen meistens). Dabei ist darauf zu achten, dass alle anderen, nichtangesprochenen Muskeln locker bleiben und dass während des Festhaltens weitergeatmet wird.
3. Die Schultern fallen lassen, plötzlich und vollständig loslassen. Das heißt, einfach aufhören, die Schultern hoch zu halten, einfach von einer Sekunde auf die andere nichts mehr zu tun und auch darauf zu achten, keinerlei nachträgliche Lockerungsbewegungen zu machen.
4. Die Empfindungen in den Schulter-Muskeln jetzt nach dem Loslassen ausgiebig spüren, mit ruhiger Aufmerksamkeit möglichst lange beobachten (30–45 Sekunden sind für Anfänger eine gute Zeit, später ist noch viel mehr möglich).

Weiterhin ist daran zu denken, keine nachträglichen Lockerungsbewegungen zu machen und offen zu sein, ruhig, genau und lange nachzuspüren, Empfindungen zu entdecken.

2.3.2 Durchführung der Übung

Rahmenbedingungen

Zur Durchführung der vollständigen Übung braucht es genügend Zeit (da die Übung ca. 30 Minuten dauert, sollten 45 Minuten zur Verfügung stehen, um nicht unter Zeitdruck zu geraten) und einen geeigneten Raum (einigermaßen ruhig, ausreichend warm usw.) und die Sicherheit – von Notfällen abgesehen – in Ruhe gelassen zu werden.

Die Übung kann im Liegen durchgeführt werden (Rückenlage, die Arme neben dem Körper, die Beine locker nebeneinander) oder im Sitzen (optimal ist ein Sessel mit Armlehnen und Kopfstütze; auf einem Stuhl: aufrecht angelehnt, die Hände einzeln auf den Oberschenkeln).

Es ist von Vorteil, die Hände mit den Innenflächen nach oben abzulegen, dann fällt es leichter, eine Faust zu machen (womit die Übung beginnt (2.3.2 „Übungsablauf“).

Da die Progressive Relaxation eine ausgesprochen wache Aufmerksamkeit erfordert, empfehle ich für die ersten Übungen die sitzende Haltung (und einen Zeitpunkt, der nicht gerade von Müdigkeit geprägt ist). Normalerweise ist es günstig, die Augen zu schließen, um besser innerlich spüren zu können. Wenn es einer Person jedoch lieber ist, mit offenen Augen zu üben (aus welchen Gründen auch immer), so ist es ebenso gut möglich, den Blick auf einer Stelle (etwa auf Augenhöhe) ruhen zu lassen oder gleichsam ins Leere zu schauen.

Von begleitender Musik ist abzuraten. Sie lenkt die Aufmerksamkeit vom Wesentlichen ab, dem Spüren der Muskelempfindungen. Als ein außengesteuert beruhigendes Element widerspricht sie auch dem Grundgedanken der Progressiven Relaxation, die innere natürliche Entspannungsfähigkeit wieder zu entwickeln (und damit gerade unabhängig von äußeren Hilfsmitteln zu werden).

Nur ausnahmsweise mag Begleitmusik angebracht sein, wenn dadurch andere, ernsthaft störende Geräusche abgeschirmt werden müssen.

Übungsablauf

Wenn Zeit und Raum und die Entspannungshaltung gefunden sind, sollte noch etwas Zeit sein für die **innere Vorbereitung**, um in der Übungssituation und in der Körperhaltung richtig „anzukommen“ und auch den eigenen Atem gut zu spüren, mit seinem Atemrhythmus vertraut zu werden (dies als Vorbereitung auf das spätere Weiteratmen während der ganzen Übung).

Dann beginnt die **eigentliche Übung** mit der Hinwendung der Aufmerksamkeit zur ersten Muskelpartie und der Durchführung der bekannten Phasenfolge. Es folgen die weiteren Muskelpartien, bis alle vorgesehenen Schritte der Übung ausgeführt sind.

Die Phasenfolge in Stichworten

- mit der Aufmerksamkeit hingehen
- leicht anspannen
- festhalten und wahrnehmen
- plötzlich loslassen
- lange nachspüren

Tab. 2: Die Schritte der Grundform der Progressiven Relaxation

	Die Schritte im Körper	
	Muskelpartie/Körperbereich	**Art des Anspannens**
1	Re. Hand/Unterarm	eine Faust machen
2	Li. Hand/Unterarm	eine Faust machen
3	Re. Oberarm	anwinkeln, Oberarmmuskel anspannen
4	Li. Oberarm	anwinkeln, Oberarmmuskel anspannen
	Beide Arme	
5	Stirn	Augenbrauen hochziehen
6	Augen	leicht zudrücken
7	Nase/Wangen	kraus ziehen
8	Lippen	aufeinander pressen
9	Zunge	oben gegen den Gaumen drücken
10	Kiefer	Backenzähne leicht aufeinander beißen
	Ganzes Gesicht	
11	Schultern	etwas hochziehen
12	Oberer Rücken	Schulterblätter zusammenführen
13	Bauch	nach außen drücken
14	Bauch	einziehen
15	Beine	strecken, Zehen nach unten biegen, Fuß- und Beinmuskeln leicht anspannen
16	Beine	strecken, Zehen nach oben biegen, Fuß- und Beinmuskeln leicht anspannen
	Ganzer Körper	

Diese Grundform der Progressiven Relaxation, die sich in meiner langjährigen Praxis gut bewährt hat, geht den Körper in 16 Schritten durch. Dadurch ergibt sich eine Gesamtdauer der Übung, die in Entspannungstrainings praktikabel ist.

Sie beginnt mit der rechten Hand, weil dies der am häufigsten gebrauchte und vertrauteste Muskelbereich ist (bei Rechtshändern, dementsprechend dürfen Linkshänder mit der linken Hand anfangen) und geht im weiteren Verlauf bei den Armen und besonders im Gesichtsbereich eher kleinschrittig vor, bei den Beinen in großen Schritten. Das kommt der bereits vorhandenen unterschiedlichen Sensibilität für die verschiedenen Muskelbereiche entgegen (die sich in der Gehirnstruktur spiegelt, sog. Homunculus. Abbildung z.B. bei Derra 2017, 23).

Jacobson selbst hat mit Einzelpersonen und über Monate gearbeitet, viel mehr einzelne Muskeln dabei vorgenommen und für die Phasenfolge deutlich mehr Zeit gelassen. Das ist im üblichen Rahmen von Entspannungstraining nicht praktikabel.

Er beginnt mit der linken Hand (ohne erklärende Anmerkung) und mit kleineren Handbewegungen (etwa Anheben der Hand aus dem aufliegenden Handgelenk heraus), deren Muskeltätigkeit relativ schwer wahrzunehmen ist. Er bezieht als einen Schritt auch die Muskeln, die am Atemvorgang beteiligt sind, mit ein, was natürlich schlecht mit dem sonstigen Weiteratmen in der Festhaltephase vereinbar ist.

Die bekannteste Standardform von Bernstein/Borkovec (2018) ist entsprechend dem üblichen Körperschema symmetrisch aufgebaut, auch bei den Beinen kleinschrittig (6 der 16 Schritte). Diese Vorgehensweise ist durchaus eingängig, wird allerdings der unterschiedlich vorhandenen Sensibilität (bsd. im Gesichtsbereich) weniger gerecht. Einige andere technische Details ihrer Anleitung finde ich unglücklich. Zum Beispiel soll das Signalwort „jetzt“ sicherstellen, dass Teilnehmer und Teilnehmerinnen kontrolliert und gleichzeitig mit dem Anspannen beginnen (Bernstein/Borkovec 2018, 68f). Die meisten beginnen aber doch schon – was ganz natürlich ist – bei der Erklärung vorher in die Anspannung zu gehen. Außerdem könnte das Wort „jetzt“ durch ein solches Training zu einem unerwünschten „Anker“ für Anspannen im Alltag werden. Die Aufforderung zu extrem starkem Anspannen (Bernstein/Borkovec 2018, 61) ist methodisch ganz verfehlt (wie bereits in 2.3.1 „Phase 1: Anspannen“ angesprochen).

Es ist völlig in Ordnung, wenn von anderen Autoren bzw. Kursleitern teilweise andere Muskelpartien oder eine andere Reihenfolge vorgegeben werden. In dieser Hinsicht besteht ein großer Spielraum, sofern es sich um 15–18 Schritte handelt (damit die Übungszeit weder zu kurz noch zu lang wird) und um eine nachvollziehbare, sinnvolle Abfolge.

! **Entscheidend für die Progressive Relaxation ist die sorgfältige, methodische Durchführung der Phasenfolge bei der einzelnen Muskelpartie. Die Auswahl und Reihenfolge der einbezogenen Muskeln ist zweitrangig.**

Übrigens kann und soll die Phasenfolge bei einer einzelnen Muskelpartie auch mehrmals hintereinander durchgeführt werden, wenn es der Sensibilitätsschulung dient, kaum spürbare Empfindungen in der Muskulatur also durch die Wiederholung besser wahrgenommen werden können. Doch Vorsicht: Der Gedanke liegt nahe, stärker verspannte Bereiche durch wiederholtes Anspannen und Loslassen bewusst und aktiv kräftiger lockern zu wollen – das hätte mit PR nichts mehr zu tun, es wäre eine Lockerungsgymnastik.

Die Variationsmöglichkeit der Wiederholung der Phasenfolge ist beispielhaft in der ausformulierten Anleitung aufgezeigt (2.3.9). Dort werden die Hände zwei Mal, die Schultern drei Mal, alle anderen Muskeln nur ein Mal angespannt. Die Möglichkeit, die Phasenfolge individuell unterschiedlich auch zu wiederholen, ist ein großer Vorteil des eigenständigen Übens, ebenso wie eine Person ihr eigenes Tempo und das passende Timing der einzelnen Phasen zu Hause selbst wählen kann. Keine Kursleiterin, kein Kursleiter (geschweige denn eine Anleitung von einem technischen Gerät) kann in der Anleitung so individuell präzise sein, wie es bei selbstständiger Durchführung möglich ist. So dienen ein Kurs und eine angeleitete Übung nur dem Verstehen und Kennenlernen der Methode, das Wesentliche geschieht zu Hause.

Wenn der Gang durch alle 16 Muskelpartien beendet ist, sollte noch Zeit sein, etwas in der Entspannungsposition zu bleiben und sich die erlebten Empfindungen noch einmal zu vergegenwärtigen, auch wahrzunehmen, wie viel Ruhe jetzt nach der Übung im Körper vorhanden ist, und das, was angenehm ist, natürlich auch zu genießen. Eine solche angenehme Ruhe im ganzen Körper, so sie sich denn entwickelt hat, ist zwar nicht das wesentliche Ziel der Sensibilitätsschulung der PR, aber dennoch ein begrüßenswertes Beiprodukt, das die Motivation zum weiteren Üben stärkt. Zum vollständigen **Abschluss** gehören dann, wie schon bekannt (1.2.3 „Beendigung") drei Teile:

1. Sich durch kraftvolle Bewegungen aus der Übungshaltung lösen,
2. kräftig durchatmen
3. und die Augen öffnen.

Ein **„Merkblatt" für Kursteilnehmer**, in dem der Übungsablauf auf knappstem Raum zusammengefasst dargestellt ist, findet sich in 2.3.9, ebenso ein **vollständig ausformulierter Anleitungstext**, falls eine solche praktische Hilfe für den Anfang benötigt wird (2.3.9).

Nach der Übung sollte noch Zeit sein, sich über die gemachte Erfahrung klar zu werden, etwa mit Fragen wie:

- *Welche Empfindungen waren in den Muskeln spürbar?*
- *Welche davon waren neu?*
  - *In der Spannungsphase?*
  - *In der Nachspürphase?*
- *Wie vollständig wurde die Entspannung?*
  - *In einzelnen Muskelpartien?*
  - *Im ganzen Körper?*
  - *Insgesamt?*
- *Was ist mir sonst beim Üben aufgefallen?*

Empfehlenswert für diese Übungsreflexion sind Protokollbögen, in denen Erfahrungen und Fortschritte übersichtlich dokumentiert werden können. Entsprechende Blätter finden sich im Allgemeinen Teil in 1.2.4.

2.3.3 Erwartbare Effekte des Übens

Im gesamten Verlauf eines PR-Entspannungstrainings wird der Person nach und nach wahrscheinlich am stärksten auffallen, dass es ihr gelingt, immer vollständiger loszulassen und die immer vollständigere Entspannung der Muskulatur deutlicher und differenzierter zu spüren.

Es entsteht durch die Übung immer öfter auch eine unmittelbar angenehme und wohltuende Erholung – ein erfreulicher Effekt neben dem wesentlicheren Prozess der immer weiter sich entwickelnden Sensibilität für Muskelzustände und der autonomen Entspannungsfähigkeit.

Dabei darf nicht vergessen werden, dass die Vorgehensweise von Anspannen – Loslassen nicht zu relevanter sofortiger Entspannung führt und auch nicht so gedacht ist (2.3.1), sonst gerät man unversehens zu der falschen Vorstellung, PR als punktuelle Entspannungsübung (wie etwa das Autogene Training) aufzufassen.
Um Missverständnisse zu vermeiden, ließ Jacobson seine Patienten das Anspannen nur in seiner Gegenwart durchführen, für Zuhause galt: *„He relaxes but does not repeat the preliminary contractions when alone"* (Jacobson 1938, 63).
Eine unmittelbare Entspannungswirkung bei der Durchführung der PR verdankt sich eher der Achtsamkeitskomponente der Übung (Wahrnehmen der Empfindungen) und allenfalls Momenten beim Nachspüren, in denen wirkliche Entspannung schon einmal aufleuchtet.
Es geht bei PR – das sei hier nochmals ausdrücklich betont – um eine langfristige Schulung (*„re-education"*; Jacobson 1938, 426) und eine grundlegende Veränderung (*„to remove the roots of the disorder"*, Jacobson 1938, 426, *„reducing reflex activity"*, Jacobson 1938, 431) auf der Ebene der Selbstregulation.

Wenn eine Person einige Zeit die Progressive Relaxation geübt hat, wird sie bald in manchen Alltagssituationen (z.B. als Autofahrer im Stau) bemerken, dass sie „altbekannte" Anspannungen anfängt zu „verlieren".
Teilweise spürt sie die Anspannungen früher und schneller und kann sie so, wenn sie unnötig sind, gleich bewusst loslassen. Dazu braucht es nur den gedanklichen Anstoß, der sich ganz selbstverständlich aus der Erfahrung mit PR ergibt, keineswegs eine vollständige Übung (die in den meisten Alltagssituationen auch gar nicht möglich wäre).

Teilweise reguliert sich die Entspannung schon selbst, und die Person bemerkt überrascht, dass sie in sonst typischen stressigen Situationen nun entspannter bleibt, insgesamt körperlich ausgeglichener und ruhiger, gelassener und dadurch auch ein Stück selbstbewusster.

Jacobson (1938, XIVf.) nannte als Musterbeispiel, wofür Entspannung gut ist, die Situation beim Arzt, wenn ein Patient vor einer Untersuchung so nervös oder ängstlich ist, dass der Arzt sich veranlasst sieht, ihn zu bitten „sich zu entspannen". Die meisten wüssten dann nicht, wie das gehen soll. Nach einem Training in PR hätte die Person dafür die Grundlage (in der entwickelten Sensibilität für Muskelzustände, der eingeübten Fähigkeit zu vollständigem Loslassen und dem richtigen Verständnis von Entspannung

als einem Nicht–Tun) und könnte so die Entspannungsreaktion leicht „abrufen“. Noch besser wäre, im Sinne Jacobsons, wenn gleich gar keine unnötige Nervosität aufträte.
Das Beispiel macht auch zweifelsfrei klar, dass eine PR–Übung nicht als punktuelle Entspannungsübung gedacht ist, sondern als Grundlagentraining: Jacobson hätte sicher nicht erwartet, dass der nervöse Patient nun eine 30-minütige Übung durchführt.

Je nachdem, mit welchen Befindlichkeitsstörungen die Person zu tun hat, können auch nach einigem Üben spezielle positive Effekte auftreten, z.B. besserer Schlaf, Besserung des Blutdrucks, Verringerung von Kopfschmerzen und anderen Schmerzen, Nachlassen von Unruhe und Ängsten.

So wertvoll diese Effekte sind, sollten sie nicht in den Vordergrund gestellt und allzu hohe Erwartungen geweckt werden. Eine bescheidenere Einordnung der PR als Entspannungsverfahren, das wegen seines allgemeinen gesundheitlichen Wertes zu lernen und einzuüben lohnt, tut der manchmal frappierend positiven Wirkung bei Befindlichkeitsstörungen oder im Rahmen einer Therapie keinen Abbruch.

Es bringt, wie bereits in der Einführung erwähnt, für die Praxis von Entspannungstrainings eher Nachteile, Entspannungsverfahren als Heilmittel gegen bestimmte Störungen etablieren zu wollen. Das gilt auch für PR, obwohl schon Jacobson selbst ganz überwiegend auf den klinischen Bereich orientiert war und dies auch weiterhin üblich ist (etwa bei Bernstein/Borkovec, Gröninger, Derra, Ohm). Die Uneinheitlichkeit der Studienergebnisse (siehe Hamm 2014) und die meist angebrachte Einbettung der PR in eine umfassendere Therapie machen es m.E. obsolet, PR per se als Heilmittel und Therapieverfahren zu betrachten.

Bei täglichem Üben sind meist schon nach wenigen Wochen positive Effekte der PR zu beobachten. Die volle, enorm wertvolle Wirkung entfaltet sich aber erst nach drei bis sechs Monaten (so meine persönliche Erfahrung, etwa auch bei Personen mit rheumatischen Schmerzen; entsprechende Studienergebnisse bei Derra 2017, 34).

Auf eine solche längere Perspektive sollte man bei PR eingestellt sein (etwa indem Kurse möglichst über einen solchen Zeitraum hinweg durchgeführt werden), im Vertrauen darauf, für seine Ausdauer belohnt zu werden und von diesem Entspannungstraining in besonderer Weise profitieren zu können.

2.3.4 Mögliche Schwierigkeiten beim Üben

Wenn die selbstverständlichen Grundvoraussetzungen gegeben sind (Fähigkeit zu realistischer Körperwahrnehmung, Verstehen der Anleitung, ansatzweise Konzentrationsfähigkeit, Interesse am Erlernen der Progressiven Relaxation) gibt es kaum Schwierigkeiten beim Üben.

Probleme treten allenfalls dann auf, wenn falsch geübt wird – was praktisch immer heißt, dass zu stark angespannt wurde. Dann kann es zu Muskelkrämpfen kommen (v.a. in den Beinen), zu Schmerzen (z.B. Kopfschmerzen), bei entsprechender Vorbelastung auch zu Herzrhythmusstörungen und Atemproblemen. Gegebenenfalls ist also beim Üben die Anspannung deutlich bis auf ein Minimum zu reduzieren, in dem klaren Bewusstsein, dass die übliche sportliche Leistungsorientierung bei der Progressiven Relaxation völlig fehl am Platze ist.

Manchmal verursacht es auch Irritationen, meist in einer der Nachspürphasen, wenn die Entspannung sich gerade besonders gut entwickelt, aber der Organismus noch nicht richtig vertraut damit ist (1.1.2). So kann z.B. das Absinken des Blutdrucks im Entspannungszustand auch einmal Schwindel und Übelkeit verursachen.

Wenn es ernsthaft irritierend wird, sollte die Person bewusst gegensteuern und die Intensität der Entspannung verringern, z.B. durch Bewegungen, Veränderung der Körperhaltung, Veränderung des Atems oder Öffnen der Augen. Notfalls darf die Übung natürlich auch abgebrochen werden.

2.3.5 Kurzformen der Progressiven Relaxation

Nach mehreren Wochen Üben der Progressiven Relaxation sind normalerweise die Sensibilität für Muskelzustände und die Entspannungsfähigkeit so weit fortgeschritten, dass die Kurzformen der Progressiven Relaxation zum Zuge kommen können. Dabei werden bisher einzeln geübte Muskeln bzw. Muskelpartien zusammengefasst, sodass in der Übung weniger Schritte zu tun sind.

Die Kurzformen sind methodisch konsequent aus der Grundform entwickelt, für die Praxis von Entspannungstrainings etwa in Kursen der Gesundheitsvorsorge, entsprechend den Grundgedanken der PR von Jacobson. Jacobson selbst hat allerdings solche Formen nicht systematisch entwickelt. Er legte mehr Wert darauf, neben der „allgemeinen" Entspannung eine „differenzielle", d.h. „gezielte" bzw. „lokale" Entspannung in Bezug auf bestimmte Alltagstätigkeiten zu fördern (Jacobson 1938, 81ff). Das scheint mir jedoch weniger relevant, da eine gut entwickelte, autonom wirksame, allgemeine Entspannungsfähigkeit sich erfahrungsgemäß auch in Alltagssituationen positiv bemerkbar macht, ohne dass dies speziell geübt werden müsste.

Die erste Kurzform entsteht durch Zusammenfassen der 16 Schritte der Grundform zu einer **Halbform** von ca. 8 Schritten. In meiner Variante der Progressiven Relaxation sieht das dann so aus:

1. rechte Hand/Unterarm + Oberarm,
2. linke Hand/Unterarm + Oberarm,
3. ganzes Gesicht,
4. Schultern + oberer Rücken,
5. Bauch (Bauchdecke nach außen),
6. Bauch (einziehen),
7. Beine (Zehen zum Boden),
8. Beine (Zehen zum Gesicht).

Das Üben mit der Halbform ist nur sinnvoll, wenn gegenüber der Grundform nichts an Empfindungswahrnehmung verloren geht, sondern eher durch die gewonnene Zeit für längeres Nachspüren neue Empfindungen entdeckt werden können.

Es sollte bei der Einführung einer Kurzform niemals die Zeitersparnis im Vordergrund stehen: Die Schulung des Muskelsinns lässt sich nicht beschleunigen oder abkürzen. Wenn die relativ lange Dauer der Grundform wirklich ein Problem darstellt, ist eine notwendige Verkürzung der Übungszeit besser dadurch zu erreichen, dass die Grundform in sinnvolle kleinere Abschnitte aufgeteilt wird, die einzeln geübt werden können. Dann bleibt im Bewusstsein, dass für die Basisschulung des Muskelsinns die vollständige Grundform angemessen ist.

Bei der Durchführung der Kurzform ist besonders darauf zu achten, in Phase 2 (Festhalten) eine möglichst gleichmäßige Spannung in allen beteiligten Muskeln zu halten und dabei weiterzuatmen sowie die Phase 4 (Nachspüren) möglichst noch zu verlängern.

Durch das vorangegangene Üben der Grundform werden Anfang und Abschluss der Übung, die bei der Kurzform an sich unverändert bleiben, inzwischen leichter und schneller vonstattengehen, sodass die Halbform der Progressiven Relaxation insgesamt meist 15–20 Minuten dauert.

Nach ca. zwei Wochen Üben mit der Halbform, mag es möglich sein, die nächste Kurzform einzuführen. Durch weiteres Zusammenfassen bzw. Vereinfachen der Schritte entsteht die **Viertelform** mit typischerweise vier Schritten. Am Beispiel meiner Variante:

I. beide Hände + Arme,
II. Gesicht,
III. Rumpfbereich (Schultern + Rücken + Bauch),
IV. Beine.

Es versteht sich, dass bei Bauch und Beinen jetzt nur noch eine vereinfachte Anspannung vorgesehen ist. Das kann nach dem längeren Übungsprozess vorher in Kauf genommen werden, ohne einen Rückschritt zu bedeuten.

Die Viertelform erfordert durch ihre großen Schritte, die viele Muskelpartien vereinen, ein besonders sorgfältiges Vorgehen in der Phasenfolge. Vor allem ist auch auf ein möglichst gutes Weiteratmen bei gleichmäßiger, leichter Spannung zu achten und auf ein weit ausgedehntes Nachspüren.

Die ganz einfache Schrittfolge der Viertelform verbindet sich gedanklich meist automatisch mit den Zahlen von 1—4, die somit als kurzgefasste innere Anleitung dienen. Normalerweise dauert die Viertelform nicht länger als 10 Minuten.

Den Höhepunkt der durch die Progressive Relaxation entwickelten Muskelsensibilität und Entspannungsfähigkeit erreicht die Person mit der nun folgenden Kurzform, der **Mentalen Form**.

Die Mentale Form wird in denselben vier Schritten wie die Viertelform durchgeführt, doch ist die Vorgehensweise in einem entscheidenden Punkt neu: Es wird keine Anspannung mehr durchgeführt. Der gesamte Ablauf geschieht ohne äußerliche Bewegung, es wird auch keine isometrische Anspannung vorgenommen und keine Anspannung imaginiert (in der Vorstellung durchgeführt). In der Mentalen Form fällt die Phase 1 vollständig weg:

0. Aufmerksamkeit auf die jeweilige Muskelpartie des Körperbereiches orientieren (entsprechend den Schritten der Viertelform),
1. ––(entfällt)
2. Wahrnehmen (der minimalen Restspannungen – ohne Bewegung, ohne Anspannen vorher!),
3. Loslassen (wie gehabt plötzlich und vollständig, aber nur innerlich),
4. Nachspüren (möglichst lange und aufmerksam).

In der Mentalen Form ist das Optimum dessen erreicht, was eine PR-Übung sein kann: die Fähigkeit zu entwickeln, unmittelbar (also ohne Unterstützung durch verstärkendes Anspannen) auch minimale Muskelspannungen zu entdecken und sich lösen zu lassen.

Darüber hinaus gibt es dann keine bessere Übungsform mehr. Da beginnt die unbewusste Selbstregulation des Organismus, die natürliche Entspannung.

Eine **schematische Übersicht über die Grundform und alle drei Kurzformen der PR** findet sich in Tab. 3 in 2.3.9.

2.3.6 Die Vorzüge der Progressiven Relaxation

Natürlich kann die Progressive Relaxation – wie jedes andere Entspannungsverfahren auch – nicht für alle Menschen gleichermaßen geeignet sein.

Aber sie hat ganz bestimmte, beachtliche Vorzüge, durch die sie für viele Menschen ansprechend und empfehlenswert wird und die hier abschließend nochmals zusammengestellt werden sollen.

- Die Progressive Relaxation ist eine physiologisch, also naturwissenschaftlich begründete Methode von Entspannungstraining.
  Die positive Wirkung der Progressiven Relaxation ist wissenschaftlich gut erforscht und vielfach bestätigt (nachzulesen z.B. bei Gröninger 1996, 121ff; Hamm 2014).
- Die Progressive Relaxation ist einfach und klar aufgebaut und ermöglicht meist gleich beim ersten Üben eindeutige Entspannungsempfindungen.
  Dadurch bietet sie einen leichten, sicheren Zugang gerade für Personen, die keinerlei Vorerfahrungen mit Entspannungstrainings haben.
- Die Vorgehensweise der Progressiven Relaxation ist durch die Bewegungen des Anspannens und Loslassens ein ganz konkretes praktisches Tun.
  Damit spricht sie besonders Menschen an, die einen starken Bewegungsdrang haben oder die eher praktisch orientiert, „handfeste“ Leute, sind.
- Die Progressive Relaxation erleichtert durch ihre praktische Vorgehensweise mit kleinen Bewegungen die Konzentration auf die Übung.
  Damit ist sie auch für Personen mit relativ großen Konzentrationsschwierigkeiten zugänglich.
- Die Progressive Relaxation zielt beim Spüren der Muskelempfindungen und der gesamten Entspannung auf die eigene, individuelle Erfahrung, eine Entwicklung frei von Fremdbeeinflussung.
  Somit spricht sie Menschen an, die auf Selbstbestimmung besonderen Wert legen.
- Die Progressive Relaxation ist eine ruhig-sachlich-nüchterne Übung, frei von Suggestionen, ganz zu schweigen von esoterischen Mystifikationen.
  Dadurch ist sie bestens geeignet für betont rationale Menschen, die mit „Psycho-Kram“ nichts zu tun haben wollen, auch für solche, die Autogenes Training versucht haben und damit nicht zurechtgekommen sind.

- Durch Progressive Relaxation entsteht (allerdings erst nach längerem Üben) eine grundlegend bessere Entspannungsfähigkeit, die autonom funktioniert.
  Der punktuelle Einsatz von PR als Entspannungsübung in kritischen Situationen ist nicht beabsichtigt und nicht erforderlich.
  Die Progressive Relaxation bedarf keiner Kombination oder Vermischung mit anderen Entspannungsverfahren.

Solche modisch gewordenen Verbindungen, etwa mit Autogenem Training, verkürzen die Progressive Relaxation praktisch immer bis zur Unbrauchbarkeit oder missverstehen und missbrauchen sie gar als eine Art Vor- bzw. Lockerungsübung vor der „eigentlichen“ Entspannung.

Kurz gesagt: Die Progressive Relaxation ist wirkungsvoll, klar und einfach – einfach gut.

2.3.7 Besonderheiten der Anleitung von PR

Zu PR gehört eine wache Aufmerksamkeit, also eine klare, ruhige Sprechweise. Weder ein besonders sanftes, suggestives Sprechen noch ein harscher Kommandoton ist angebracht.

Die methodischen Besonderheiten bei den einzelnen Phasen sollen auch in der Anleitung immer wieder hervorgehoben werden, etwa das leichte Anspannen, das Weiteratmen beim Festhalten, das lange Nachspüren. Insbesondere das plötzliche Loslassen ist auch in einer plötzlichen Art des Sprechens zu präsentieren.

Empfehlenswert ist beim Anleiten ein (wenigstens ansatzweises) Mitmachen der Übung. Das gibt teilnehmenden Personen Sicherheit, wenn sie kurz einmal die Augen öffnen, um sich zu vergewissern, was zu tun ist. Aber auch die anleitende Person selbst bekommt durch das Mitmachen ein besseres Zeitgefühl für den Ablauf.

Die Kunst des Anleitens der PR zeigt sich vor allem an der deutlichen Markierung der Phasen (beim Anspannen und Festhalten ist auch die Sprechweise angespannter, beim Nachspüren gelöster) und am guten Timing der Phasen. Insbesondere soll für die Nachspürphase Zeit genug sein, allerdings so weit unterstützt durch nichtsuggestive Formulierungen, dass die Aufmerksamkeit nicht von der Muskelwahrnehmung abschweift oder in Schlaf übergeht.

Die Dauer der Phasen sollte die anleitende Person nicht nach der Uhr bemessen, sondern nach dem Eindruck und Gefühl im empathischen Kontakt mit den teilnehmenden Personen und nach der Intuition, die aus der Erfahrung mit früheren Anleitungen erwachsen ist.

2.3.8 Materialien für die Praxis

Merkblatt für Kursteilnehmer und -teilnehmerinnen

Progressive Relaxation nach Jacobson

Nehmen Sie sich Zeit (die Übung dauert ca. 30 Minuten) und schaffen Sie sich eine möglichst ruhige Umgebung mit gedämpftem Licht und ausreichender Wärme. Treffen Sie die nötigen Vorkehrungen, damit Sie nicht gestört werden.
Nehmen Sie eine bequeme, offene Stellung ein, im Sitzen oder im Liegen. Die Hände sollten einzeln ruhen, Handflächen nach oben. Schließen Sie am besten die Augen und machen Sie sich erst einmal mit dem Rhythmus Ihres Atems vertraut. Gehen Sie dann die einzelnen Muskelpartien Ihres Körpers systematisch auf folgende Weise durch:

1. **Anspannen** der Muskeln
Achten Sie dabei darauf, dass Sie nur leicht und jeweils nur die eine Muskelpartie anspannen. Es genügt völlig, wenn Sie die Anspannung deutlich erkennen und spüren können.
2. **Festhalten** der Spannung
Achten Sie in dieser Phase auf die Empfindungen, die mit der Anspannung verbunden sind, und atmen Sie in Ihrem Rhythmus weiter.
3. **Loslassen** der Spannung
Lassen Sie ganz plötzlich los, eventuell zusammen mit dem Ausatmen. Achten Sie darauf, innerlich möglichst vollständig loszulassen und absolut nichts mehr zu tun (auch später keine Nachbewegungen).
4. **Nachspüren** der Körperempfindungen
Achten Sie nach dem Loslassen sorgfältig auf die Empfindungen, die mit der Entspannung der Muskulatur verbunden sind, im Gegensatz zu den vorhergehenden Spannungsempfindungen. Lassen Sie sich bitte sehr viel Zeit in dieser Nachspürphase.

Sie können diese Abfolge des Anspannens und Loslassens bei der jeweiligen Muskelpartie beliebig oft wiederholen, bis Sie dort eindeutig Empfindungen spüren. Gehen Sie Ihren Körper am besten in folgender Reihenfolge durch:

- rechte Hand (Faust machen) (Linkshänder dürfen mit der linken Hand beginnen)
- linke Hand
- rechter Oberarm (anwinkeln)
- linker Oberarm
- beide Arme
- Stirn (Augenbrauen hochziehen)
- Augen (zudrücken)
- Nase (kraus ziehen)
- Lippen (aufeinanderpressen)
- Zunge (gegen Gaumen drücken)
- Kiefer (Backenzähne aufeinanderbeißen)
- ganzes Gesicht
- Schultern (hochziehen)
- Rücken (Schulterblätter zusammendrücken)
- Bauch (nach außen drücken)
- Bauch (einziehen)
- Beine (strecken – Zehen zum Boden)
- Beine (strecken – Zehen zum Gesicht)
- ganzer Körper

Machen Sie sich abschließend noch einmal die gespürten Empfindungen bewusst. Beenden Sie dann die Übung:

- Bewegen Sie kräftig Arme und Beine,
- dehnen und strecken Sie sich,
- atmen Sie durch
- und öffnen Sie die Augen.

Ausformulierter Anleitungstext

Falls Sie selbstständig die Progressive Relaxation (PR) praktizieren wollen und anfangs zur Durchführung der Übung eine vollständig ausformulierte Anleitung benötigen, können Sie sich den folgenden Text auf ein Aufnahmegerät sprechen oder von einer befreundeten Person vorsprechen lassen. Bald wird Ihnen Struktur und Ablauf der Übung vertraut sein, dann sollten Sie sie ganz selbstständig, ohne Hilfsmittel, aus dem Gedächtnis heraus durchführen. In Teil 1 wurde schon darauf hingewiesen, warum das besser ist.

Ansonsten dient der Text (künftigen) Kursleiterinnen bzw. Kursleitern als Beispiel für eine fachgerechte Anleitung der PR. Je nach Situation ist dann eventuell statt der Sie- die Du-Form zu wählen (1.1.3).

Bitte achten Sie besonders darauf, dass die Nachspürphasen (gekennzeichnet durch zwei Gedankenstriche: — —) lang genug sind, eventuell unterstützt durch Wiederholung der vorgegebenen Worte oder durch erweiternde ähnliche Formulierungen.

Nehmen Sie eine bequeme Stellung ein,
möglichst locker und entspannt.
Lassen Sie sich Zeit, die richtige Position zu finden.

Wenn Sie eine angenehme Stellung gefunden haben
und auch sonst alles ringsum für Sie in Ordnung ist,
dann lenken Sie Ihre Aufmerksamkeit auf Ihren Atem.
Beobachten Sie, wie er herein- und hinausströmt,
ohne etwas zu verändern,
beobachten Sie nur diesen gleichmäßigen Ablauf,
spüren Sie diesen Rhythmus,
machen Sie sich mit ihm vertraut.

Wenn Ihnen ein ablenkender Gedanke in den Sinn kommt,
schauen Sie ihn sich ruhig an
und lassen Sie ihn – wie eine einzelne Wolke am blauen Himmel – vorüberziehen
und langsam entschwinden.
Wenden Sie sich dann einfach wieder Ihrem Atem zu,
dem Rhythmus des Herein- und Hinausströmens.

Wenn Sie ausreichend ruhig und innerlich bereit sind,
dann beginnen Sie mit dem Entspannungstraining:

Gehen Sie zuerst mit Ihrer Aufmerksamkeit **zur rechten Hand** *(Linkshänder zur linken).*
Schließen Sie Ihre rechte Hand zur Faust, nicht zu fest,
nur so, dass Sie die Anspannung der Muskeln gerade gut spüren können.
Halten Sie diese leichte Spannung,

atmen Sie weiter dabei,
nehmen Sie die Muskelspannung wahr,
und … loslassen,
ganz plötzlich und vollständig loslassen.
Und nichts mehr tun, nur noch spüren.
Spüren Sie die Empfindungen in den Muskeln von Hand und Unterarm,
jetzt nach dem Loslassen.
Lassen Sie sich Zeit für dieses Nachspüren. – –

Nun machen Sie die rechte Hand noch einmal zur Faust.
Halten Sie die leichte Spannung in Unterarm und Hand,
während Sie weiteratmen,
und … lassen Sie wieder los,
ganz plötzlich loslassen.
Achten Sie darauf, wie die Muskeln sich jetzt anfühlen
im Unterarm, in der Hand, in den einzelnen Fingern. – –

Machen Sie jetzt diese Übung mit der **linken Hand** *(Linkshänder mit der rechten)*.
Schließen Sie die linke Hand zur Faust, bis die Anspannung gerade gut spürbar ist.
Halten Sie die Spannung, während Sie weiteratmen,
und … lassen Sie wieder los,
ganz loslassen.
Spüren Sie, wie die Muskeln sich jetzt anfühlen,
im Vergleich zur Anspannung vorher,
ganz aufmerksam nachspüren. – –

Machen Sie jetzt nochmals mit der linken Hand eine leichte Faust.
Achten Sie auf die Spannungsempfindungen,
während Sie die Spannung festhalten,
und … lassen Sie wieder los,
ganz loslassen,
alle Muskeln, auch in den Fingern,
und spüren Sie sorgfältig nach, jede kleinste Empfindung. – –

Gehen Sie nun als nächstes zum **rechten Oberarm**.
Winkeln Sie den rechten Arm etwas an und spannen Sie bewusst die Oberarmmuskeln an,
die Hand bleibt dabei ganz locker.

Achten Sie auf die Muskelspannung, atmen Sie weiter dabei,
und … loslassen,
einfach den Unterarm fallen lassen.
Und spüren Sie die Muskulatur im Oberarm, jetzt nach dem Loslassen.
Achten Sie genau auf die Empfindungen in dieser Nachspürphase. – –

Wechseln Sie jetzt mit Ihrer Aufmerksamkeit hinüber auf die andere Seite
und spannen Sie die Muskeln im **linken Oberarm** an,
eine leichte, aber spürbare Anspannung,
und … lassen Sie wieder los,
plötzlich fallen lassen
und gleich spüren, die Empfindungen in den Muskeln.
Lassen Sie sich viel Zeit für dieses Nachspüren. – –

Spannen Sie jetzt **beide Arme** gleichzeitig und vollständig an,
Oberarme, Unterarme und Hände,
eine leichte, gleichmäßige Anspannung.
Halten Sie diese Spannung, während Sie weiteratmen, nehmen Sie sie wahr,
und … lassen Sie sie wieder los,
lassen Sie alle Muskeln ganz los.
Es gibt nichts mehr zu tun.
Achten Sie darauf, wie die Muskeln sich jetzt anfühlen, nachdem Sie losgelassen haben.
Spüren Sie lange und aufmerksam nach. – –

Gehen Sie jetzt bitte mit Ihrer Aufmerksamkeit zur **Stirn**.
Ziehen Sie die Augenbrauen etwas nach oben, sodass auf der Stirn Querfalten entstehen,
und beobachten Sie diese leichten Spannungsempfindungen im Stirnbereich,
und … lassen Sie wieder los,
die Stirnmuskeln ganz loslassen, die Stirn ganz glatt werden lassen
und den Empfindungen nachspüren. – –

Weiter geht es mit dem **Augen**-Bereich.
Drücken Sie jetzt sacht die Augen zu,
sodass eine leichte Anspannung der Muskeln in diesem Bereich wahrnehmbar wird.
Halten Sie diese Spannung, so gleichmäßig wie möglich,
ohne das Atmen zu vergessen,

und ... lassen Sie wieder los,
ganz loslassen.
Spüren Sie sensibel die Empfindungen in der Augenpartie,
mit der ganzen Aufmerksamkeit bei diesen Muskeln. – –

Nun zu **Nase und Wangen**.
Ziehen Sie die Nase ein wenig kraus
und halten Sie diese Spannung im Bereich von Nase und Wangen,
während Sie weiteratmen,
und ... lassen Sie wieder los,
vollständig loslassen.
Spüren Sie, wie sich diese Muskeln jetzt anfühlen.
Lassen Sie sich Zeit, die Empfindungen aufmerksam zu beobachten. – –

Jetzt zu den **Lippen**.
Pressen Sie die Lippen leicht aufeinander,
halten Sie diese Spannung, atmen Sie dabei,
und ... loslassen,
ganz lockerlassen,
und gleich nachspüren,
aufmerksam für die Empfindungen, die sich bemerkbar machen. – –

Als nächstes kommt die **Zunge** an die Reihe.
Drücken Sie Ihre Zunge leicht oben gegen den Gaumen.
Achten Sie auf das Spannungsgefühl dort im Zungenmuskel,
und ... lassen Sie wieder los,
ganz los,
und spüren Sie die Empfindungen, die sich jetzt in diesem Muskel entdecken lassen. – –

Nun zu den **Kiefermuskeln**.
Spannen Sie Ihre Kiefermuskeln an,
indem Sie die Backenzähne leicht aufeinanderbeißen.
Halten Sie diese leichte Spannung in der Kiefermuskulatur,
um sie gut wahrnehmen zu können,
und ... lassen Sie wieder los,
lassen Sie ganz los,
die Kiefermuskeln auf beiden Seiten,
und spüren Sie den Empfindungen aufmerksam nach,
möglichst lange genau nachspüren. – –

Spannen Sie jetzt noch einmal das **ganze Gesicht** leicht an:
Stirn, Augen, Nase, Wangen, Mund und Unterkiefer.
Halten Sie diese Spannung, möglichst gleichmäßig,
während Sie weiteratmen,
nehmen Sie sie wahr
und … lassen Sie wieder los,
lassen Sie alle Gesichtsmuskeln vollständig locker.
Und beobachten Sie jetzt die Empfindungen in all diesen Muskelpartien.
Lassen Sie sich bewusst viel Zeit für dieses Nachspüren. – –

Gehen Sie bitte jetzt mit Ihrer Aufmerksamkeit zum **Schulter**-Bereich.
Ziehen Sie die Schultern ein kleines Stück hoch in Richtung Ohren.
Halten Sie diese leichte Spannung, nehmen Sie sie wahr,
und … lassen Sie die Schultern wieder fallen,
ganz loslassen.
Spüren Sie jetzt die Empfindungen in der Schultermuskulatur,
beobachten Sie ganz sorgfältig. – –

Ziehen Sie die Schultern noch einmal hoch.
Halten Sie die Spannung, atmen Sie weiter dabei,
und … lassen Sie wieder los.
Spüren Sie, wie sich das anfühlt, in den Muskeln des Schulter-Nacken-Bereichs.
Lassen Sie sich viel Zeit zum Spüren jeder kleinsten Empfindung. – –

Und noch ein drittes Mal:
Schultern leicht hochziehen,
Spannung halten und wahrnehmen,
und … loslassen
und gleich wieder dabei sein mit der Aufmerksamkeit, nachspüren,
wach und aufmerksam die Empfindungen beobachten, kennenlernen. – –

Weiter geht es mit dem **oberen Rücken**.
Spannen Sie jetzt die Rückenmuskeln spürbar an,
indem Sie die Schulterblätter sacht zusammenführen.
Halten Sie diese Spannung, atmen Sie dabei,
machen Sie sich die Spannungsempfindungen bewusst,
und … lassen Sie wieder los,
ganz plötzlich vollständig loslassen.
Beobachten Sie, wie sich diese Rückenmuskeln jetzt anfühlen.

Lassen Sie sich wirklich viel Zeit.
So gut wie möglich immer noch genauer nachspüren, jede kleinste Empfindung,
so als wollten Sie später jemandem davon berichten. – –

Orientieren Sie jetzt bitte Ihre Aufmerksamkeit auf den **Bauch**-Bereich.
Spannen Sie die Bauchmuskeln an, indem Sie die Bauchdecke leicht nach außen drücken.
Halten Sie diese Spannung,
atmen Sie dabei so gut wie möglich in Ihrem Rhythmus weiter,
und … lassen Sie wieder los,
lassen Sie die Bauchmuskeln ganz los
und spüren Sie den Empfindungen nach,
wirklich lange sorgfältig nachspüren. – –

Jetzt ziehen Sie bitte den Bauch etwas ein, bis Sie eine leichte Anspannung spüren.
Festhalten, weiteratmen, wahrnehmen,
und … lassen Sie wieder los,
ganz locker lassen.
Achten Sie auf die Empfindungen, die jetzt in den Bauchmuskeln spürbar werden,
in allen Einzelheiten,
möglichst auch innerlich in Worte fassen, was Sie spüren. – –

Der nächste Muskelbereich sind die **Beine**.
Bei ausgestreckten Beinen, Fersen auf dem Boden,
richten Sie bitte die Zehenspitzen nach vorne, zum Boden hin,
und spannen Sie nun in dieser Stellung Ihre Beinmuskeln ganz leicht an,
in den Füßen, Unterschenkeln, Oberschenkeln, bis zum Gesäß.
Halten Sie kurze Zeit die Spannung, um sie wahrnehmen zu können,
und … lassen Sie wieder los,
ganz plötzlich vollständig loslassen.
Spüren Sie, wie die Muskeln sich jetzt anfühlen, nachdem Sie losgelassen haben.
Lassen Sie sich Zeit, Empfindungen zu beobachten, zu entdecken
in diesem gesamten Muskelbereich der Beine. – –

Jetzt richten Sie die Zehenspitzen nach oben, zum Gesicht hin,
und spannen so Ihre Beinmuskeln leicht an,

all diese Muskeln von den Füßen bis hinauf zum Gesäß.
Die Spannung leicht und gleichmäßig festhalten
und wahrnehmen, atmen dabei,
und … wieder loslassen.
Lassen Sie alle Muskeln los in den Füßen und Beinen und am Gesäß
und spüren Sie nach, ganz sorgfältig,
die Empfindungen beobachten,
die sich jetzt nach dem Loslassen bemerkbar machen. – –

Spannen Sie jetzt noch einmal Ihren **ganzen Körper** etwas an,
alles gleichzeitig,
Hände, Arme, Gesicht, Oberkörper, Unterkörper und Beine,
eine gleichmäßige, leichte Spannung.
Achten Sie auf die Spannungsempfindungen in den verschiedenen Bereichen,
während Sie weiteratmen,
und … lassen Sie wieder los,
lassen Sie alle Muskeln vollständig los,
und spüren Sie die Muskeln des Körpers
jetzt nach diesem vollständigen Loslassen:
Füße und Beine,
den ganzen Unterkörper,
Brust und Rücken,
Schultern und Nacken,
all die Muskeln im Gesichtsbereich.
Auch die Arme spüren,
die Hände,
jeden einzelnen Muskel,
und überhaupt nichts mehr tun. – –

Lassen Sie sich jetzt ruhig noch etwas Zeit,
noch einmal zu spüren, wie sich die Muskeln jetzt anfühlen,
auch zu genießen, was angenehm ist.
Spüren Sie Ihren Körper, im Kontakt mit der Unterlage,
die Empfindungen im Körper, das Atmen.
Machen Sie sich auch noch einmal bewusst,
welche Empfindungen Sie im Lauf der Übung bemerkt haben.

Wenn Sie sich dann Ihrer Muskelempfindungen so richtig bewusst geworden sind,

dann schließen Sie die Übung klar und entschieden ab,
indem Sie sich frei und locker bewegen, sich dehnen und strecken.
Atmen Sie auch einmal richtig durch
und öffnen Sie die Augen.
Lösen Sie sich ganz aus der Übungshaltung,
um einige Erfahrung reicher.

Tab. 3: Schematische Übersicht Grundform und Kurzformen der PR

Grundform		Halbform	Viertelform	Mentale Form
				(ohne Anspannen)
1.	Re. Hand/Unterarm eine Faust machen	**1** Rechte Hand/ Unterarm + Oberarm	**I** Beide Hände + Arme	Beide Hände + Arme
2.	Li. Hand/Unterarm eine Faust machen			
3.	Re. Oberarm anwinkeln, Oberarmmuskel anspannen			
4.	Li. Oberarm anwinkeln, Oberarmmuskel anspannen	**2** Linke Hand/ Unterarm + Oberarm		
	Beide Arme			
5.	Stirn Augenbrauen hochziehen	**3** Ganzes Gesicht	**II** Gesicht	Gesicht
6.	Augen leicht zudrücken			
7.	Nase/Wangen kraus ziehen			
8.	Lippen aufeinander pressen			
9.	Zunge oben gegen den Gaumen drücken			
10.	Kiefer Backenzähne leicht aufeinander beißen			

	Ganzes Gesicht			
11.	Schultern etwas hochziehen	**4** Schultern + oberer Rücken	**III** Rumpfbereich (Schultern + Rücken + Bauch)	Rumpfbereich
12.	Oberer Rücken Schulterblätter zusammenführen			
13.	Bauch nach außen drücken	**5** Bauch (Bauchdecke nach außen)		
14.	Bauch einziehen	**6** Bauch (einziehen)		
15.	Beine strecken, Zehen Richtung Boden, Fuß- und Beinmuskeln leicht anspannen	**7** Beine (Zehen Richtung Boden)	**IV** Beine	Beine
16.	Beine strecken, Zehen Richtung Gesicht, Fuß- und Beinmuskeln leicht anspannen	**8** Beine (Zehen Richtung Gesicht)		
	Ganzer Körper			

2.4 Autogenes Training

Das Autogene Training (AT) ist neben der Progressiven Relaxation (Jacobson) das zweite „klassische" Entspannungsverfahren. Es wurde etwa zur selben Zeit wie PR, Anfang des 20. Jahrhunderts, von Johannes Heinrich Schultz (1884–1970) entwickelt. Seine maßgebliche Veröffentlichung erschien 1932.

Der Name des Autors erscheint dort (und an einigen anderen Stellen) in der Form I. H. Schultz, wobei das I. einige Rätsel aufgegeben hat (siehe die Anm. 12 bei Husmann 2016, 62). Meines Erachtens erklärt es sich als die Abkürzung der lateinischen Form des Namens Johannes. Die lateinische Schrift kennt kein J, verwendet für diesen Laut das I, so etwa im Allerweltswort

iam (gesprochen: jam) = „schon" oder im bekannten römischen Namen Iulius (gesprochen: Julius). Die lateinische Schriftform von „Johannes" war dementsprechend „Ioannes". I. H. Schultz wäre also auszuschreiben als Ioannes Henricus Schultz.
Hintergrund ist die damals in akademischen Kreisen noch lebendige Tradition, zumindest den/die Vornamen des Autors auf dem Deckblatt eines wissenschaftlichen Werkes lateinisch zu schreiben (wenn schon nicht mehr das ganze Buch lateinisch verfasst war und der vollständige Name latinisiert wurde).
Ein Vergleichsbeispiel, das ich gerade zur Hand habe, ist die Oxford-Ausgabe der Platon-Texte (1. Aufl. 1900), herausgegeben von „Ioannes Burnet" – der bürgerliche Name dieses schottischen Gelehrten war John Burnet.
Auch die Abkürzung der Vornamen war vielfach üblich.

Schultz war Nervenarzt (was in etwa den heutigen Facharzttiteln Psychiatrie, Neurologie und Psychotherapie entspricht), auch als Klinikleiter tätig und in der Leitung psychiatrischer Fachgesellschaften aktiv, ab 1924 in Berlin. Über seine zwiespältige Rolle in der Zeit des Nationalsozialismus informiert am besten ein Artikel von Oskar Mittag (1994).

Die Idee des Autogenen Trainings entwickelte Schultz aus Erfahrungen mit Hypnose, damals ein übliches psychiatrisches Behandlungsverfahren. Dort war ersichtlich, dass der hypnotische Zustand (ohne weitere therapeutische Arbeit) von Patienten meist als ein angenehmer, tiefer Ruhezustand erlebt wurde. Auch gab es schon Erfahrungen, dass Patienten imstande sein können, diesen wohltuenden hypnotischen Zustand selbst herbeizuführen, unabhängig von der (damals typischen autoritären) Fremdsuggestion des Arztes/Hypnotiseurs.

Diese beiden Ansatzpunkte verband Schultz dann zu einem systematischen Entspannungsverfahren, das als Selbsthilfemethode prophylaktisch und basistherapeutisch wertvoll für die körperliche und seelische Gesundheit sein sollte. Das Verfahren kennzeichnete er durch den neuen Fachbegriff „Autogenes Training".

Mit „Training" wird natürlich ausgesagt, dass das Verfahren geübt werden muss. Das Wort „autogen" ist künstlich als Fremdwort aus dem Griechischen gebildet, wo „autós" für „selbst" steht (wie z.B. in „Autobiografie"), „gen" (zu „gígnesthai" = werden, geschehen) für die Entstehung oder Ursache (wie z.B. in „psychogene Störung" = seelisch verursachte Störung). „Autogen" weist also darauf hin, dass das Üben und die Entspannung „aus dem Selbst heraus" kommen sollen, nicht durch Einwirkung von außen.

Die Vorgehensweise, die jemand ganz selbstständig, aus sich heraus durchführen soll, ist nun eng angelehnt an die in der Hypnose bewährte Methode der schrittweisen Suggestion erwünschter Körperreaktionen durch häufiger wiederholte Formulierungen entsprechender Sätze.

Inhaltlich hat Schultz dafür sechs Körperempfindungen ausgewählt, die nach seiner Erfahrung zu einem vollständigen, intensiven Entspannungszustand gehören und dementsprechend systematisch Schritt für Schritt eingeübt werden sollten, um dann bei Bedarf selbstsuggestiv ausgelöst werden zu können:

- Schweregefühl,
- Wärmeempfindung,
- ruhiges Atmen,
- ruhiger Herzschlag,
- intensive Wärme im Bauchbereich,
- Kühleempfindung an der Stirn.

Das Zusammen- oder Aneinanderfügen der sechs Elemente beim Üben lässt sich bildhaft verstehen wie das Legen eines sechsteiligen Puzzles oder eines Gartenwegs mit sechs Trittsteinen – wenn alle Teile vollständig vorhanden sind, ist der Weg gebahnt, kann der angestrebte intensive Entspannungszustand erreicht und komplett verwirklicht werden.

Für die einzelnen Selbstsuggestionen sind feste „Formeln“ vorgesehen, die mehrfach wiederholt werden. (Der suggestive Wert von Wiederholungen ist auch eine Erfahrung aus der Hypnose).

Die von Schultz aufgestellten und erprobten Formeln und Formelvarianten (Schultz 2003, 97f; Schultz 2016) lassen sich in ihrer sprachlichen Form didaktisch sinnvoll vereinheitlichen (für jede der erwünschten Entspannungsempfindungen ein Satz), wie es in der folgenden Aufstellung geschehen ist.

Beim praktischen Üben empfiehlt es sich, erst einmal konsequent die Standardformeln einzusetzen und ernsthaft zu erproben, bevor mögliche Varianten in Erwägung gezogen werden (2.4.3).

Die vereinheitlichten Standardformeln lauten folgendermaßen:

„Ich bin ganz ruhig“

Das ist eine vorangestellte „Ruhetönung“.

„Der rechte Arm ist schwer“

Der Aufbau des Schwereelements beginnt mit dem vertrautesten Körperteil. Linkshänder sollten also die Formel entsprechend verändern und mit dem linken Arm anfangen. Im Lauf des Trainings breitet sich die suggerierte Empfindung weiter im Körper aus („Generalisierung"), dementsprechend wird die Formel angepasst.

Typische Zwischenstufen haben die Formeln **„Beide Arme sind schwer"** und **„Arme und Beine sind schwer"**. Aufgrund der Generalisierung ist eine separate Übung mit dem linken Arm bzw. mit den Beinen nicht erforderlich.

Am Ende lautet die Standardformel für die Schwere: **„Der ganze Körper ist schwer"**.

Es ändert sich also die Formel je nach Entwicklungsstand der übenden Person. Doch wird innerhalb einer Übung das jeweilige Element (hier die Schwere) immer nur mit einem Formelsatz (in mehrmaliger Wiederholung) angesprochen (siehe Schultz 2003, 59f).

„Der rechte Arm ist warm"

Die Wärmeempfindung als zweites Element wird erst in die Übung aufgenommen, wenn das Vorhergehende, die Schwere, rasch und sicher selbstsuggestiv ausgelöst werden kann. Die Vorgehensweise mit dem Beginn bei einem Körperteil und der Veränderung der Formel entsprechend der fortschreitenden Generalisierung der Empfindung ist genauso wie bei der Schwere. Die weiteren Formeln lauten also meist: **„Beide Arme sind warm"** und **„Arme und Beine sind warm"**. Am Ende dieses Trainingsteils heißt es: **„Der ganze Körper ist warm"**.

„Der Atem ist ruhig und gleichmäßig"

Wieder gilt, dass dieses nächste Element erst in die Übung aufgenommen wird, wenn die vorhergehenden (Schwere und Wärme) sicher auslösbar sind.

Diese Formel (wie alle weiteren) bleibt unverändert, es gibt da keine schrittweise Generalisierung wie bei Schwere und Wärme.

Hinweis: Schultz hatte noch die Herz-Übung an 3. Stelle, es ist jedoch inzwischen Konsens unter den AT-Fachleuten, dass es günstiger und sicherer ist, sie erst später einzusetzen.

„Das Herz schlägt ruhig und regelmäßig"

Methodisch gilt das Gleiche wie beim Atem.

„Das Sonnengeflecht ist strömend warm"

Damit wird der Bauchbereich angesprochen.

„Die Stirn ist angenehm kühl"

Damit ist die Selbstsuggestion eines intensiven Entspannungszustandes komplett.

Mit der Nennung der Standardformeln wurden eben schon einige Bemerkungen verbunden, die zum Grundverständnis der Methode unumgänglich sind.

Nun soll allerdings die praktische Vorgehensweise beim Erlernen des AT noch in der gebotenen Ausführlichkeit und Genauigkeit der Erklärungen dargestellt werden.

2.4.1 Praktische Durchführung der AT-Übung

Voraussetzung für ein gelingendes Üben ist, wie bei allen Entspannungsübungen (1.2.2), eine einigermaßen ruhige Umgebung und ausreichend Zeit.

In puncto **Zeit** kommt nun gleich ein großer praktischer Vorteil des AT zur Geltung: Die Übung dauert nur etwa vier Minuten (drei Minuten davon nimmt die eigentliche Übung mit dem Formelsprechen in Anspruch). Denn mit AT lernt man, wie Schultz das genannt hat, die „Umschaltung" im vegetativen Nervensystem vom Sympathikus zum Parasympathikus, also zu dem Teilsystem, das Entspannung, Erholung und Regeneration bewirkt (1.1.2). Diese Umschaltung kann mit der aus der Hypnose entwickelten Methode des AT tatsächlich innerhalb dieser kurzen Zeit geschehen, und AT sollte konsequent als eine solche schnelle Umschaltung eingeübt werden.

Als **Körperhaltung** empfiehlt sich das Sitzen, denn AT ist kein Dösen oder Träumen, sondern erfordert eine klare, innere Aktivität (die Vergegenwärtigung der Formeln und das Beobachten von Körperreaktionen). Auch lässt sich AT in Alltagssituationen leichter üben, wenn es im Sitzen praktiziert wird.

Eine Spezialität des AT ist die „Droschkenkutscherhaltung", die ein entspanntes Sitzen ohne Lehne ermöglicht (Schultz 2003, 17f). Dazu lässt man aus einer aufrechten Sitzhaltung heraus (mit seitlich herabhängenden Armen) das Gewicht des Oberkörpers zurück nach unten sinken und von der nun leicht nach hinten gebogenen Wirbelsäule tragen. Oberkörper und nach vorn hängender Kopf werden von der zugleich stabilen und elastischen Wirbelsäule gehalten, ohne Muskeltätigkeit (außer der minimalen zum Halten des Gleichgewichts). Hände und Arme werden locker auf die Oberschenkel gelegt (kein Abstützen!).

Dies ist tatsächlich eine relativ entspannte Haltung, in der eine Entspannungsübung durchgeführt werden kann. Durch die Belastung der Wirbelsäule, speziell der Halswirbelsäule, und die Einengung des Bauchbereichs ist sie allerdings keineswegs optimal. Man sollte sie als praktikable Notlösung betrachten, wenn einmal keine Rückenlehne zur Verfügung steht.

Ein Vorteil der Droschkenkutscherhaltung könnte allenfalls sein, dass sie zu einem „Anker" für AT wird, wenn sie regelmäßig und nur bei diesem Entspannungstraining eingenommen wird (Krampen 2013, 50).

Nach dem Einnehmen der Körperhaltung und dem Schließen der Augen (bzw. dem Ruhen des Blickes, 1.2.3) besteht die kurze **Vorphase** der Übung aus dem „Ankommen“ in der Situation und dem inneren Abklären der Bereitschaft zum Üben, eventuell auch einem bewussten tieferen Atemzug als Entspannungssignal für den eigenen Körper.

Danach beginnt die 3-minütige **eigentliche Übung** mit dem inneren Sprechen der Formeln. Vor jeder AT-Übung besteht Klarheit, welche Formeln (entsprechend dem Stand des Trainings) eingesetzt werden. Innerhalb einer Übung wird nichts an den Formeln verändert.

Der Formelablauf entspricht folgendem Prinzip: Die Ruhetönung und die Formeln für bereits sicher eingeübte Elemente werden 1-mal gesagt, dann wird die Formel für das neu einzuübende Element ca. 6-mal innerlich gesprochen, danach beginnt dieser Formelablauf wieder von vorn (Schultz 2003, 60), und das Ganze wird so oft wiederholt, bis 3 Minuten abgelaufen sind.

Die 6-malige Wiederholung der neu einzuübenden Formel braucht nicht zwanghaft genau genommen werden. Ein inneres Mitzählen etwa würde die Suggestionswirkung erheblich beeinträchtigen. Es geht nur um eine mehrmalige Wiederholung, ungefähr 6-mal, so wird die Suggestionswirkung gefördert.

Die Zeitbegrenzung auf 3 Minuten für die eigentliche Übung mit dem inneren Sprechen der Formeln muss ebenfalls nicht pedantisch exakt bemessen sein, es genügt eine Orientierung am eigenen Zeitgefühl, an der „inneren Uhr“, d.h. ich höre auf, wenn mir mein Gefühl, meine Intuition sagt, dass 3 Minuten vorbei sind. Wer sich dabei sehr unsicher ist, kann sein Zeitgefühl „eichen“, indem er bei den ersten Übungen eine Uhr in sein Blickfeld bringt und vor und nach dem Augenschließen darauf schaut.

Ich rate davon ab, einen Wecker klingeln zu lassen. Das wäre nicht nur eine ziemlich grobe Unterbrechung eines möglicherweise schon entwickelten Entspannungszustandes, sondern widerspräche auch dem wesentlichen AT-Grundgedanken der Selbstständigkeit.

Wie aus der bisherigen Darstellung schon hervorgeht, ist das Formelsprechen ein innerer Vorgang, also „stumm“. Ein äußerlich hörbares Aussprechen wäre der Suggestionswirkung nicht förderlich, sondern würde eher ablenken und auch die Möglichkeiten zum Üben des AT in öffentlichem Raum einschränken.

Bei diesem inneren Formelsprechen hat die Person alle Freiheit, Sprechweise und –tempo so zu wählen, wie es ihr persönlich zusagt. Manche erleben den Vorgang nicht so sehr wie ein inneres Sprechen und Hören, sondern eher wie eine Art Denken, Sich-Vorstellen der Formeln und des darin ausgesprochenen Ziels.

Entscheidend ist, mit der ganzen Aufmerksamkeit bei den Formeln zu sein und sie sich innerlich so zu vergegenwärtigen, sie sich so nahezubringen, dass sich die suggestive Wirkung gut entfalten kann.

Manchmal verbinden sich die Formeln mit regelrechten Vorstellungsbildern (z.B. Sonnenschein bei Wärme). Das ist völlig in Ordnung, wenn es spontan geschieht. Es sollte allerdings keine Regel sein: AT ist in seiner Originalform keine imaginative Entspannung, sondern eine Methode der verbalen Selbstsuggestion (Schultz in: Langen 1976, 158ff).

Das innere Sprechen der Formeln sollte in fast mechanisch wirkender Wiederholung und aus einer offen vertrauensvoll abwartenden Haltung heraus geschehen: Ich lasse geschehen, ob und wie der Körper auf diesen Suggestionssatz reagiert, nehme es einfach wahr. Ich mache mir keinen Druck, dränge und fordere nicht, befehle dem Körper nichts. Die Reaktion erzwingen zu wollen, behindert erfahrungsgemäß eher eine gute Entwicklung.

Wenn möglich, sollte der innere Ablauf des Formelsprechens nach den drei Minuten mit der Ruhetönung aufhören, mit der er auch begonnen hatte. So rundet sich das innere Geschehen ab.

Danach kommt noch eine kurze Zeit des bewussten Wahrnehmens: Was ist jetzt, nach dem Vergegenwärtigen dieser Formeln, im Körper spürbar, was hat sich entwickelt? Dann folgt die entschiedene, kraftvolle **Beendigung** der Entspannung mithilfe der drei Standard-Abschlussformeln:

„Arme fest!"(Dabei die Arme mehrmals kraftvoll anwinkeln und bewegen)
„Tief atmen!"(Kräftig durchatmen)
„Augen auf!"(Die Augen öffnen bzw. den Blick wieder frei schweifen lassen)

Nach der Übung sollte die eben gemachte Erfahrung in ein Protokollblatt eingetragen werden. Durch diese Aufzeichnungen wird einem seine Entwicklung des AT-Lernens klar und anschaulich, was sehr motivierend wirkt.
Entsprechende Protokollblätter sind in 2.4.3 zu finden.

AT-Übungen sollten dreimal täglich durchgeführt werden, was angesichts der Kürze der Übung gut machbar ist. Ein AT-Training bis zum vollständigen Können erfordert meist 3 – 6 Monate, doch man spürt auch schon beim Lernen, dass es sich lohnt: Es gibt kein Entspannungsverfahren, das so sicher und schnell zu so intensiver Ruhe führt wie AT.

2.4.2 Einzelne AT-Übungen

Hier nun die kurze, explizite Darstellung einzelner AT-Übungen. Wie sieht konkret die erste AT-Übung aus?

Die erste Übung des Autogenen Trainings

Nach dem Finden von Ort und Zeit,
dem Einnehmen der Körperhaltung
und dem Schließen der Augen,
beginnt, wenn auch innerlich alles stimmt und bereit ist,
das 3-minütige innere Sprechen folgender Formeln:

1× „Ich bin ganz ruhig"
ca. 6× „Der rechte Arm ist schwer"

dann wieder

1× „Ich bin ganz ruhig"
ca. 6× „Der rechte Arm ist schwer"

und immer so weiter,
bis die 3 Minuten herum sind.

Dann das Formelsprechen abschließen,
kurz bewusst den Körper wahrnehmen
und die Übung kraftvoll beenden mit
„Arme fest!"
„Tief atmen!"
„Augen auf!"

Danach wirklich ganz aus der Entspannungshaltung herausgehen,
sich in der Alltagswelt orientieren
und das Protokoll-Blatt ausfüllen.

Diese Übung wird in genau dieser Form, dreimal täglich, so lange durchgeführt, bis

- ganz sicher jedes Mal ein eindeutiges Schweregefühl im rechten Arm entsteht
- das Schweregefühl auch schon anfängt, sich im Körper weiter auszubreiten.

Das kann schon nach wenigen Tagen der Fall sein, wenn jemand besonders gut auf die Selbstsuggestionsmethode des AT anspricht, es kann aber auch einige Wochen dauern. Meistens macht sich die Ausbreitung („Generalisierung") der Schwereempfindung zuerst auch im anderen Arm bemerkbar. Wenn es so weit ist, wird die Formel der inneren Entwicklung angepasst.

Die zweite Übung des AT

Diese sieht dann im 3-minütigen Formelteil so aus (Anfangs- und Schlussphase bleiben bei jeder Übung gleich):

1× „Ich bin ganz ruhig"
ca. 6× „Beide Arme sind schwer"
und wieder von vorne,
bis die 3 Minuten herum sind.

Wenn auch hier das Auslösen des Schweregefühls sicher ist und die Generalisierung fortschreitet, erfolgt wieder eine Anpassung der Formel normalerweise zu

„Arme und Beine sind schwer"

und ein entsprechendes, systematisches Weiterüben.

Die AT-Übung mit vollständiger Schwere

Diese sieht dann im Formelteil so aus:

1× „Ich bin ganz ruhig"
ca. 6× „Der ganze Körper ist schwer"
und wieder von vorne, so oft, bis die 3 Minuten herum sind.

Diese Übung wird in dieser Form so lange eingeübt, bis schon bei einmaligem Aussprechen dieser Schwereformel das Schweregefühl im ganzen Körper deutlich und sicher auftritt.

Dann ist das erste AT-Element, die Schwere, vollständig aufgebaut und das Training kann zum zweiten Element, der Wärmeempfindung, übergehen.

Die erste AT-Übung mit dem Wärmeelement

Die Formel für das schon sicher eingeübte Schwereelement wird nun an die Ruhetönung „angehängt", und die 3-minütige Formelphase sieht dann so aus:

1× „Ich bin ganz ruhig"
1× „Der ganze Körper ist schwer"
ca. 6× „Der rechte Arm ist warm"
und dann wieder von vorne, bis die 3 Minuten herum sind.

Die Übung wird in dieser Form so lange durchgeführt, bis

- jedes Mal sicher eine eindeutige Wärmeempfindung im rechten Arm auftritt
- die Wärmeempfindung auch schon anfängt sich auszubreiten.

Dann passt sich die Formel in derselben Weise wie beim Schwereelement der Entwicklung an, und über die Zwischenstufen mit den Formeln „Beide Arme sind warm“ und später „Arme und Beine sind warm“ kommt die übende Person zur

AT-Übung mit vollständiger Schwere und Wärme

Die Formeln darin lauten.

1× „Ich bin ganz ruhig“
1× „Der ganze Körper ist schwer“
ca. 6× „Der ganze Körper ist warm“

Die Systematik der Methode des AT dürfte nun ausreichend klar geworden sein: Jedes Element (bei Schwere und Wärme mit Zwischenschritten) wird mit 6-maliger Wiederholung so lange sorgfältig eingeübt, bis es schon bei einmaligem innerem Vergegenwärtigen eindeutig und sicher auslösbar ist. Dann schließt sich die entsprechende Formel an die Ruhetönung an, und das nächste neue Element kommt an die Reihe, mit der 6-maligen Wiederholung der Formel, und wird auf diese Weise eingeübt.

Die Formeln beim jeweiligen Beginn eines weiteren Elements lauten also:

Die erste AT-Übung mit dem Atemelement

1× „Ich bin ganz ruhig“
1× „Der ganze Körper ist schwer“
1× „Der ganze Körper ist warm“
ca. 6× „Der Atem ist ruhig und gleichmäßig“
und das Ganze wieder von vorne, bis 3 Minuten herum sind.

Die erste AT-Übung mit dem Herzelement

1× „Ich bin ganz ruhig“
1× „Der ganze Körper ist schwer“
1× „Der ganze Körper ist warm“
1× „Der Atem ist ruhig und gleichmäßig“
ca. 6× „Das Herz schlägt ruhig und regelmäßig“
und das Ganze wieder von vorne, bis 3 Minuten herum sind.

Die erste AT-Übung mit der Wärme im Bauchbereich

1× „Ich bin ganz ruhig“
1× „Der ganze Körper ist schwer“
1× „Der ganze Körper ist warm“
1× „Der Atem ist ruhig und gleichmäßig“
1× „Das Herz schlägt ruhig und regelmäßig“
ca. 6× „Das Sonnengeflecht ist strömend warm“
und das Ganze wieder von vorne, bis 3 Minuten herum sind.

Die erste AT-Übung mit der Stirnkühle

1× „Ich bin ganz ruhig“
1× „Der ganze Körper ist schwer“
1× „Der ganze Körper ist warm“
1× „Der Atem ist ruhig und gleichmäßig“
1× „Das Herz schlägt ruhig und regelmäßig“
1× „Das Sonnengeflecht ist strömend warm“
ca. 6× „Die Stirn ist angenehm kühl“
und das Ganze wieder von vorne, bis 3 Minuten herum sind.

Schließlich lautet

Die vollständige AT-Übung

1× „Ich bin ganz ruhig“
1× „Der ganze Körper ist schwer“
1× „Der ganze Körper ist warm“
1× „Der Atem ist ruhig und gleichmäßig“
1× „Das Herz schlägt ruhig und regelmäßig“
1× „Das Sonnengeflecht ist strömend warm“
1× „Die Stirn ist angenehm kühl“

Mit der einmaligen Nennung jeder Formel entwickeln sich nun die einzelnen Elemente und am Ende ist der gesamte, intensive Entspannungszustand vorhanden. Es braucht keine Wiederholung mehr, die „Umschaltung“ ist ruhig und sicher geschehen.

Viele brauchen und wollen nach längerem Üben keine ganzen Sätze mehr als Formeln, sondern bevorzugen eine vereinfachte und verkürzte Fassung, etwa:

ruhig/Ruhe
schwer/Schwere
warm/Wärme
Atem ruhig
Herz ruhig
Sonnengeflecht strömend warm
Stirn angenehm kühl

Hier noch einmal eine Übersicht über alle Standard-Formeln:

AT – Formelübersicht

Ich bin ganz ruhig.	ruhig/Ruhe
Der rechte Arm ist schwer.	
Beide Arme sind schwer.	
Arme und Beine sind schwer.	

Der ganze Körper ist schwer.	schwer/Schwere
Der rechte Arm ist warm. Beide Arme sind warm. Arme und Beine sind warm. Der ganze Körper ist warm.	warm/Wärme
Der Atem ist ruhig und gleichmäßig.	Atem ruhig
Das Herz schlägt ruhig und regelmäßig.	Herz ruhig
Das Sonnengeflecht ist strömend warm.	Sonnengeflecht strömend warm
Die Stirn ist angenehm kühl.	Stirn angenehm kühl

2.4.3 Die Formeln und ihre Varianten

Die Sprachform der AT-Formeln folgt einem altbewährten Muster hypnotischer Suggestion: Das Ziel (das, was sich entwickeln soll) wird als bereits vollendete Tatsache formuliert, in einem kurzen, eingängigen Aussagesatz, mehrfach wiederholt.

Dieses Muster wurde als Sprachform der direkten Suggestion bereits in 1.1.3 dargestellt. Nehmen wir als Beispiel die erste Wärmeformel:

- Entwickeln soll sich ein Wärmegefühl im rechten Arm.
- Die Suggestion lautet: „Der rechte Arm ist warm."

Da es um ein deutliches Wärmegefühl geht, nicht um die neutrale, übliche Körperwärme, ist diese Aussage eigentlich eine Zumutung, offensichtlich unwahr, denn der Arm (der noch nicht entspannt ist) fühlt sich nicht besonders warm an. Dennoch hat der Satz in dieser Form, die den Zielzustand als schon gegeben annimmt, erfahrungsgemäß die stärkste suggestive Wirkung, veranlasst den Organismus am ehesten zur entsprechenden Reaktion.

Es ist gut, sich darüber klar zu sein, dass das Phänomen (Selbst-)Suggestion keineswegs selbstverständlich ist. Weshalb sollte aufgrund von ein paar Worten, die etwas sagen, was nicht vorhanden ist, das Gesagte wie durch Zauber plötzlich Wirklichkeit werden?

Ganz so einfach ist es auch wirklich nicht. Ein Gewinn im Lotto etwa oder das augenblickliche Beherrschen einer neuen Fremdsprache lassen sich auf diese Weise nicht herbeizaubern.

- Das Ziel muss innerhalb der menschlichen Handlungs- und Entwicklungsfähigkeit real möglich sein.
- Es geht um Vorgänge im Menschen, die natürlich, aber nicht willentlich zu steuern sind, speziell um vegetative Veränderungen.
- Die erreichbaren Veränderungen basieren auf Erfahrung.
- Der Organismus braucht Zeit, die angesprochene Veränderung herbeizuführen, und
- der ganze Vorgang funktioniert besser, wenn er eingeübt ist.

Sind die genannten Bedingungen erfüllt, zeigt sich jedoch die ganz besondere, geradezu „wunderbare“ Fähigkeit des menschlichen Gehirns, aus Gedanken Wirklichkeit werden zu lassen.

Hilfreich ist es, dafür Alltagsbeispiele zu finden, die auch einen Skeptiker erkennen lassen, dass es sich bei der (Selbst-)Suggestion um einen alltäglichen, natürlichen Vorgang handelt. Manche nennen z.B. die Erfahrung, dass ein bestimmtes Musikstück jedes Mal wieder „wie damals die Schmetterlinge im Bauch tanzen lässt“, oder dass allein schon der Gedanke an winterliche Minusgrade einen frösteln lassen kann. Ein einfaches, neutrales, für fast alle Menschen spontan eindeutig erlebbares Beispiel ist es, an eine schöne, saftige Zitrone zu denken – sofort fängt der Speichel im Mund verstärkt an zu fließen.

An sich wäre auch ein geeignetes Beispiel der Pendelversuch, wo ein kleines Gewicht an einem Faden, der völlig still gehalten wird, erstaunlicherweise eine Bewegung vollführt, die die Person denkt (z.B. eine Kreisbewegung gegen den Uhrzeigersinn). Der Vorgang ist naturwissenschaftlich geklärt: Der Gedanke setzt minimale Muskelbewegungen in Gang (die weder absichtlich ausgeführt werden noch sichtbar oder spürbar sind), das Pendel macht sie „vergrößert“ deutlich erkennbar. Das zeigt genau den Mechanismus, der auch beim AT wirksam ist: Die Vergegenwärtigung eines Gedankens bewirkt eine Reaktion im Körper. Allerdings verbinden nicht wenige Menschen mit dem Pendeln irrationale, mystische und kaum hinterfragbare Vorstellungen, die besser nicht mit dem AT in Verbindung gebracht werden.

Manche würden bei den AT-Formeln lieber das „ist (z.B. warm)“ durch ein sanfteres und ehrlicheres „wird“ ersetzen, doch das würde die Wirkung in eine unbestimmte Zukunft hinausschieben und damit eher abschwächen.

Vielen läge auch näher, statt „Der (z.B.Arm)“ die persönlichere Formulierung „Mein“ zu verwenden. Doch damit wäre der Vorteil verschenkt, dass die Standardformulierung wirkungsvoll eine innere Distanz signalisiert, die gut zu einer intensiven, selbsthypnotischen Entspannung passt.

Die Feinheiten der Standardformulierung haben also einen guten Sinn, der ihre Verwendung methodisch begründet. Das schließt nicht aus, dass auch einmal eine nicht exakt fachgerechte Formulierung Wirkung entfalten kann. Entscheidend ist, dass das Wesentliche der Suggestion angesprochen ist: die gewünschte Körperempfindung und der Körperteil.

Damit kommen wir schon zu einer möglichen Variante, einer Stichwortformulierung (statt eines ausformulierten Satzes), die jegliche Diskussion um „ist“ oder „wird“, „mein“ oder „der“ überflüssig machen würde:

„Rechter Arm – schwer“

Varianten sollten jedoch nur dann in Erwägung gezogen werden, wenn die Standardformel nach ernsthaftem Erproben keine Wirkung zeitigt oder unüberwindlichen inneren Widerstand auslöst. Denn maßgeblich ist die eher unbewusste Wirkung der Suggestion, nicht ein bewusster, logischer Gedanke über sie.

Ähnlich allgemein einsetzbar wie die Reduzierung der Formelsätze auf Stichwortformulierungen sind die Möglichkeiten, eine als zu schwach erlebte Formel z.B. durch ein Wort wie „ganz“ oder „vollkommen“ zu verstärken, bzw. eine als zu stark empfundene Formel abzuschwächen etwa durch ein „angenehm“ oder „etwas“.

Beispiele:
Verstärkung
„Der rechte Arm ist schwer.“ -> „Der rechte Arm ist ganz schwer.“
„Der Atem ist ruhig und gleichmäßig.“ -> „....ist vollkommen ruhig...“
Abschwächung
„Der rechte Arm ist schwer.“ -> „Der rechte Arm ist angenehm schwer.“
„Der ganze Körper ist warm.“ -> „... ist etwas warm.“

Nun will ich noch auf die einzelnen AT-Formeln und spezielle Varianten eingehen.

„Ich bin ganz ruhig"

Diese eingängige Formulierung für die Ruhetönung, die den eigentlichen AT-Elementen vorausgeschickt wird, hat sich so bewährt, dass praktisch keine Varianten größere Bedeutung erlangt haben.

„Der rechte Arm ist schwer"

Wichtig ist beim Einsatz dieser Formel das Bewusstsein, dass es um ein Schwere-**Gefühl** (als Teil eines entspannten Zustandes) geht.

Wie die Beispiele weiter oben gerade gezeigt haben, kann das Wort „schwer" sowohl als zu schwach als auch als zu stark empfunden werden, letzteres auch im Sinne von unangenehm etwa bei übergewichtigen Personen.

Weitere Varianten zur Verstärkung wären z.B. „richtig schwer" oder sogar „bleischwer".

Wie bereits ausgeführt, ändert sich die Formel mit der Generalisierung der Empfindung. Dahinter steht die Erfahrung aus der Hypnose, dass sich Empfindungen im Gesamtkörper besser schrittweise suggestiv entwickeln lassen.

„Der rechte Arm ist warm"

Auch hier geht es vorrangig um das Spüren der Körper-**Empfindung** als Teil der Entspannung. Der Körper wird im entspannten Zustand jedoch tatsächlich messbar wärmer.

„Der Atem ist ruhig und gleichmäßig"

In dieser Fassung der Formel wird ein besonders wichtiges Merkmal entspannten Atmens, die Gleichmäßigkeit, ausdrücklich mit genannt.

Schultz selbst hat den größten Wert darauf gelegt, beim AT den Atem nicht in irgendeiner Weise zu kontrollieren, sondern geschehen zu lassen, am stärksten verdeutlicht in der Formelvariante „Es atmet mich", die sich an östliche Meditationstechnik anlehnt.

Nach meiner Erfahrung gibt es nur sehr wenige Menschen, die diese Variante bevorzugen.

Auch mir persönlich ist das „Es atmet mich" eher unangenehm, da es mich assoziativ unvermeidlich an ein Beatmungsgerät denken lässt – wahrlich keine entspannende Vorstellung. Eine einfache Alternative wäre „Der Atem geschieht".

Freiere Formulierungen wie „Jeder Atemzug vertieft die Ruhe" sind auch möglich, allerdings im Suggestionsgehalt weniger konkret. Methodisch ungeschickt ist bei dieser Variante, dass das Wort Atemzug sich eher mit dem Einatmen verbindet, während doch das Ausatmen die entspannendere Phase ist.

„Das Herz schlägt ruhig und regelmäßig"

Auch diese Formel erfasst konkret, wie sich der Herzschlag im entspannten Zustand darstellt, inhaltlich der Intention von Schultz gemäß.

Schultz hat anfangs die Formel favorisiert „Das Herz schlägt ruhig und kräftig" und sich dann vor allem damit beschäftigt, dass bei diesem Übungselement relativ häufig Irritationen und Störungen der Entspannungsentwicklung auftraten. Das ist naheliegend: Das Spüren eines verstärkten Herzschlags verbindet sich natürlicherweise eher mit Unruhe und Angst.

So sollte beim Praktizieren der Formel nicht im Vordergrund stehen, den Herzschlag tatsächlich zu spüren, sondern die Formel soll eher ein Vertrauen in den Körper und in eine gute Entspannungsentwicklung, mit Beruhigung des Herzschlags, ausdrücken.

Wenn eine weitere Abschwächung erforderlich ist, ließe sich das Wort „schlägt" vermeiden und eventuell auch das Wort „Herz", man könnte eher von „Puls" oder „Kreislauf" sprechen.

Auch freiere, eindeutig positiv konnotierte Formulierungen wie „Mir wird warm ums Herz" (Grasberger 2010, 35) sind vorstellbar.

„Das Sonnengeflecht ist strömend warm"

Mit dieser Formel wird die Entwicklung einer intensiven Wärme im Bauchbereich in Gang gebracht.

Diese von Schultz gewählte Formulierung hat sich ausgezeichnet bewährt, so überraschend sie ist. Denn die Wärme ist ja eigentlich in den Blutgefäßen und der Muskulatur der Bauchorgane zu lokalisieren, nicht im Nervengeflecht des Solarplexus („Sonnengeflecht" ist die deutsche Übersetzung dieses lateinischen/medizinischen Fachbegriffs).

Doch dieser zentrale Nervenknoten für die Vorgänge im gesamten Bauchbereich hat tatsächlich eine Form, die an einen Stern oder eine Sonne erinnert, und mit „Sonne" ist für die meisten Menschen eine angenehme, positive Vorstellung von Wärme verbunden.

So ist praktisch nie eine Variation der Formel (etwa „Leib" statt Sonnengeflecht) erforderlich.

Es wird übrigens gesagt, dass die Formulierung mit „Sonnengeflecht" auch deshalb zustande kam, weil zu der Zeit, als das AT entwickelt wurde, ein öffentliches Aussprechen des Begriffs „Bauch" noch Anstoß erregt hätte (siehe Binder/Binder 1998, 68f).

„Die Stirn ist angenehm kühl"

Mit der Empfindung der Stirnkühle wird der Entspannungszustand abgerundet. Zur Standardformel gehört bereits das abmildernde „angenehm" (bei Schultz auch „etwas"), da eine stärkere Reaktion leicht Kopfschmerzen auslösen könnte.

Wichtig zu wissen ist bei diesem Element, dass es sich um eine **relative** Kühle handelt: Der ganze Körper wird messbar wärmer, also auch die Stirn, diese allerdings wegen der geringeren Muskelmasse deutlich weniger. So wird die Stirn im Vergleich eher als kühl empfunden. Und in seiner Bedeutung passt ein „kühler Kopf" gut zu Entspannung. Deshalb besteht auch hier normalerweise kein Bedarf an Veränderung der Formel.

Soweit die Hinweise zu den Formeln und ihren Varianten.
Methodisch wichtig ist, dass Varianten, wenn sie denn überhaupt notwendig sind, wohlüberlegt formuliert und dann regelmäßig von der Person beibehalten werden. Ein beliebiges Hin und Her zwischen verschiedenen Formulierungen würde die suggestive Wirkung erschweren.

Zum Abschluss dieser Darstellung des AT als Entspannungsmethode das Wesentliche in kurzer Zusammenfassung, wodurch auch der Unterschied zu anderen Entspannungsverfahren noch einmal klar und deutlich werden soll:

AT – das Wesentliche in Kürze

Die Übung des Autogenen Trainings führt

- durch Selbstsuggestion von Körperempfindungen
- schnell und sicher („organismische Umschaltung")
- zu einem tiefen Entspannungszustand („Hypnoid" bzw."Versenkung").

Bei fachgerechter Durchführung ist die Methode von fünf Merkmalen gekennzeichnet: die „Fünf S"

- **S**elbstständige Durchführung („autogen")
- **S**elbstsuggestion durch „Formeln"

- **S**püren von sechs bestimmten Körperempfindungen (Schwere, Wärme, ruhiger Atem, ruhiger Herzschlag, Wärme im Bauchbereich, Kühle an der Stirn)
- **S**chrittweiser Aufbau dieser Übungselemente
- **S**chnelle Durchführung (4 Minuten)

Zur Protokollierung der AT-Übungserfahrungen haben sich die folgenden Protokollblätter bewährt:

Tab. 4: AT-Wochenprotokoll

Datum	Uhrzeit	Übungsform	Einschätzung	Bemerkungen

AT – Selbstkontrollbogen

Name: ....
Datum: ....
Uhrzeit: ....
Besonderheiten der Übungssituation: ....
Übungsformeln: ....
....
....

Bemerkungen:
(Beobachtungen, Empfindungen, inneres Erleben, Schwierigkeiten, Fortschritte) ....
....
....
....

Uhrzeit: ....
Besonderheiten der Übungssituation: ....
Übungsformeln: ....
....
....

Bemerkungen:
(Beobachtungen, Empfindungen, inneres Erleben, Schwierigkeiten, Fortschritte)
....
....
....

Uhrzeit: ....
Besonderheiten der Übungssituation: ....
Übungsformeln: ....
....
....

Bemerkungen:
(Beobachtungen, Empfindungen, inneres Erleben, Schwierigkeiten, Fortschritte)
....
....
....

2.4.4 Nutzungsphase

Wenn das AT mit allen sechs Elementen vollständig eingeübt ist und der intensive Entspannungszustand sicher und schnell hergestellt werden kann, steht der Person das AT als Fähigkeit und „Werkzeug“ ständig zur Verfügung. In Zeiten der Anspannung, Unruhe, Nervosität (oder als tägliches Ruheritual) kann man nun einen Stopp setzen, die AT-Übung durchführen und dadurch die „Umschaltung“ von Stress auf Entspannung herbeiführen.

Dabei darf nicht vergessen werden (wie es in praktisch allen Darstellungen des AT geschieht), dass mit der Umschaltung allein noch nicht die notwendige Erholung und Regeneration geschehen ist. Die 3- bis 4-minütige Übung reicht zur Umschaltung aus, nach ernsthafter Anstrengung, Belastung und Stress braucht der Organismus allerdings eine Erholungsphase von 10–20 Minuten (s. Einführung).

Man sollte also, wenn die Umschaltung geschehen ist, „in der Entspannung verweilen“ (Schultz 2003, 49, 97) und so lange in dem erreichten Ruhe- und Erholungszustand bleiben, wie es der Körper braucht. Die eigentliche Übung ist erfolgreich beendet, jetzt geht es um die angemessene Nutzung des Entspannungszustandes (1.2.3) für die notwendige Regeneration. Die Dauer bemisst sich nach dem eigenen Gefühl, und in dieser reinen Ruhephase ist keinerlei innere Aktivität erforderlich.

Sich weiterhin auf die 4 Minuten zu beschränken, wäre physiologisch nicht sinnvoll und allenfalls als Notlösung vertretbar, wenn wirklich keine längere Zeit zur Verfügung steht. Natürlich sind dann 4 Minuten besser als gar nichts, sie geben dem Körper immerhin ein positives Signal. Durch die betont kraftvolle Rücknahme des AT wird im Organismus jedoch wieder in die andere Richtung umgeschaltet (Aktivierung des Sympathikus), damit die Person wieder wach und aktiv sein kann, Die erreichte intensive Entspannung kann und darf innerlich nicht weiterbestehen (außer wenn sie ohne Rücknahme in Schlaf übergehen soll), Erholung und Regeneration geschehen dann nicht mehr.

Es würde auch nicht der besonderen methodischen Qualität des AT gerecht, die eigentliche Übung mit dem Sprechen der Formeln auf die zeitliche Länge von etwa 20 Minuten auszudehnen, wie man sie von anderen Entspannungsverfahren kennt. Die schnelle Umschaltung sollte, wie bereits erwähnt, auch schon in der Lernphase konsequent eingeübt werden, indem man sich bei jeder Übung an die 4 Minuten hält. Eine in die Länge gezogene Übung mag zwar auch in gewissem Maß angenehm sein, aber eine solche Handhabung verhindert das Lernen der schnellen Umschaltung: Man würde auf diese Weise eine langsamere Entspannungsentwicklung einüben und den Vorzug des AT, zu einer schnellen Umschaltung zu befähigen, verschenken.

> Mit dem AT wird die „Umschaltung" gelernt (immer in 3–4 Minuten). Wer diese Umschaltung vollständig und sicher verwirklichen kann, nützt den erreichten Entspannungszustand (10–20 Minuten lang) zu ausreichender Erholung und Regeneration.

2.4.5 Die Vermittlung des AT

Um das AT richtig zu lernen und einzuüben, ist die Hilfe einer kompetenten Entspannungstrainerin bzw. eines Entspannungstrainers wertvoll, ob in einer Einzelbetreuung oder einem Gruppenkurs.

AT erfordert genaue Erklärungen der Vorgehensweise und der einzelnen Übungselemente, ein Klären des in den Übungen Erlebten und oft auch eine Unterstützung der Motivation im Lernprozess. Da ist es sinnvoll, wenn im unmittelbaren Kontakt mit einer zugewandten Fachperson auch die persönlichen Fragen gestellt werden können und wenn die Gemeinsamkeit einer Gruppe bereichert und bestärkt.

Der Aufbau lässt sich gut auf etwa 12 Sitzungen mit wöchentlichen Abständen verteilen:

1. Einführende Grundgedanken, erste Übung (re. Arm schwer),
2. Generalisierung, zweite Schwereübung (beide Arme),
3. Dritte Schwereübung (Arme und Beine),
4. Schwereelement (ganzer Körper schwer),
5. Zweites Element Wärme, erste Übung (dazu: re. Arm warm),
6. Wärmeelement (ganzer Körper warm),
7. Atemelement (dazu: Atem ruhig),
8. Herzelement (dazu: Herz ruhig),
9. Bauchelement (dazu: Sonnengeflecht),
10. Stirnelement (dazu: Stirn kühl),
11. Möglichkeit der Erweiterung,
12. Abrundender Abschluss.

Wie man sieht, hat das anfängliche Einüben und systematische Entwickeln des Schwereelements größte Bedeutung und darf viel Raum und Zeit einnehmen. Hier wird die Methode des AT vollkommen begreifbar und vertraut, besonders auch das sorgfältige und geduldige Üben bis zur sicheren selbstsuggestiven Verwirklichung des Elements, bevor der nächste Schritt, das Wärmeelement, dazu kommt.

Erfahrungsgemäß geht es im weiteren Verlauf deutlich leichter und schneller, wenn der Anfang gut war. Denn die Elemente, die neu dazukommen, haben sich oft schon beim bisherigen Üben angedeutet. So spüren die meisten schon während der Schwereübungen auch Wärme oder werden aufmerksam auf eine erste Beruhigung des Atems, obwohl der noch gar nicht durch eine Formel angesprochen war.

Die einzelnen Elemente werden in den Kursstunden so eingeführt, dass die jeweiligen Vorgänge im Körper verständlich und vorstellbar werden und dass auch nachvollziehbar wird, warum Schultz dieses jeweilige Element als Teil eines intensiven Entspannungszustandes in sein AT mit aufgenommen hat.

Da es um die Entwicklung eines Entspannungszustandes geht, bietet es sich an, bei der Einführung eines AT-Elements an bereits vorhandene, persönliche Entspannungserfahrungen anzuknüpfen.

Der Modellsatz dafür lautet:
„Kennen Sie das, wenn Sie richtig gut entspannt sind, dass
- *sich dann im Körper so ein angenehmes Schweregefühl bemerkbar macht?“,*
- *sich dann im Körper wohlige Wärme ausbreitet?“,*
- *der Atem ruhiger wird?“,*
- *sich dann auch der Herzschlag beruhigt?“,*
- *dann im Bauchbereich eine besonders intensive Wärme entsteht?“,*
- *die Stirn sich dann eher etwas kühl anfühlt?“.*

Für eine gelingende Selbstsuggestion ist so ein Bezug auf konkrete eigene Erfahrung äußerst vorteilhaft. Und die meisten Personen haben in ihrem Leben auch schon entsprechende Erfahrungen gemacht. Nicht selten lässt sich auch erinnern an einschlägige Selbstbeobachtungen in vorhergehenden Kursstunden, z.B.

„Einige von Ihnen hatten ja schon von Wärmeempfindung berichtet, obwohl in der Übungsformel nur das Schweregefühl angesprochen war ...“

Manche nennen natürlich beim Berichten ihrer Erfahrungen auch den Zusammenhang, in dem die Erfahrung aufgetreten ist. Solche Situationen können z.B. sein:

- Ausruhen nach einer schönen, langen Wanderung (Schwere),
- Hochheben und Tragen eines schlafenden Kindes (Schwere),
- im Liegestuhl im Garten, Frühlingssonne (Wärme),
- Liegen in der Badewanne (Wärme),
- eine leichte Brise am Strand (Kühle an der Stirn).

Solche Bilder können auch als Beispielsituationen vom Kursleiter genannt werden, damit jemand, der weniger Zugang zu seinen eigenen Erfahrungen hat, Anregungen bekommt, sich das entsprechende AT-Element zu vergegenwärtigen.

Dabei ist daran zu denken,

- dass es besser ist, wenn jemand sich spontan an eine eigene Erfahrung erinnert (die Nennung durch den Kursleiter ist eine Notlösung),
- dass Bilder nicht notwendig zum AT als verbaler Methode dazugehören (sie sind nur Veranschaulichung),
- dass der Bezug zur Entspannung wesentlich ist.

z.B. ist beim AT nicht das Schweregefühl gemeint, das jemand hat, wenn er sich bei einer überlangen Wanderung mit letzter Mühe und schweren Beinen bis zum Ziel schleppt, oder gar das Schweregefühl beim Tragen einer vollen Einkaufstasche (Else Müller 2011, 54).

Es geht also bei den Beispielsituationen und Bildvorstellungen nicht um die Körperempfindung an sich, sondern immer im Zusammenhang mit Entspannung.

Zu den einzelnen Elementen können im Kurs auch kleine praktische Vorübungen gemacht werden, die einen lebendigen Bezug herzustellen, z.B.

- Halten des Arms eines anderen Teilnehmers und spüren, wie schwer er ist,
- seine Hände übereinanderlegen und spüren, wie sie wärmer werden,
- bewusst langsamer atmen und spüren, dass es beruhigend wirkt,
- den eigenen Puls fühlen und sich vorstellen, dass er ruhiger wird,
- eine Hand auf den Oberbauch legen und spüren, wie im Bauch wärmer wird,
- einen feuchten Waschlappen auf die Stirn legen und spüren, wie kühl es ist.

Solche Vorübungen können auf einfache Weise das jeweilige AT-Element schon einmal erlebbar machen und die Kurssituation auflockern.

Methodisch allerdings ist an solchen Vorübungen bedenklich, dass die jeweilige Körperempfindung fast immer von außen hergestellt wird, beim AT dagegen soll sich der Entspannungszustand mit allen seinen Elementen ja gerade von selbst, innen entwickeln. Das Vertrauen darauf wird durch diese Vorübungen nicht gefördert.
Für manche Teilnehmer und Teilnehmerinnen haben solche Vorübungen auch etwas von „Kindergarten", als ob sie nicht wüssten bzw. sich nicht vorstellen könnten, was z.B. Wärme im Bauchbereich ist.

Nachdem durch eigene Erfahrung, Berichte anderer, Bildvorstellungen und eventuell Vorübungen ein Bezug zum jeweiligen AT-Element hergestellt ist, geht es darum, die physiologischen Vorgänge verständlich zu machen.

Was geht da jeweils im Körper vor sich, sodass diese bestimmten Empfindungen auftreten?

- **Schwere**: Im Ruhezustand ist keine Muskelspannung mehr erforderlich, die Muskulatur lockert sich, was ein Schweregefühl hervorruft.

Hinweis: Bei fortgeschrittener, intensiver Entspannung empfinden manche Menschen eher Leichtigkeit, ein „schwebendes" Gefühl.

- **Wärme**: Durch die Entspannung weiten sich die feinen Adern im peripheren Bereich, Muskeln und Haut werden besser durchblutet, was sich als Wärme bemerkbar macht.
- **Atem**: Im Ruhezustand benötigt der Körper weniger Sauerstoff, so verringert sich die Zahl der Atemzüge und der Atem wird gleichmäßiger.
- **Herz**: Da der Körper weniger Sauerstoff braucht, wird der Blutkreislauf, der den Sauerstoff transportiert, ruhiger, die Pulsfrequenz wird geringer, der Herzschlag regelmäßiger, der Blutdruck sinkt.
- **Bauch**: In einem tieferen Ruhezustand, der durch Aktivität des Parasympathikus charakterisiert ist, werden die Bauchorgane verstärkt durchblutet, was als intensive Wärme spürbar wird.

Hinweis: Die periphere Wärme lässt dagegen bei fortgeschrittener Entspannung eher wieder nach.

- **Stirn**: Der Stirnbereich mit seiner geringen Muskelmasse und ohne Schutz durch Kleidung fühlt sich, wenn man entspannt ruht, im Vergleich mit dem sonstigen Körper eher kühl an.

Wenn die Physiologie des AT-Elementes erklärt und verstanden ist, kann die Person, die den Kurs leitet, zur jeweiligen Standardformel (2.4.2 „**AT – Formelübersicht**") und zur praktischen Durchführung der entsprechenden Übung übergehen.

Insgesamt präsentiert dieser Kursaufbau einen Idealablauf. Das individuelle, selbstständige Üben des AT zu Hause wird nur in den seltensten Fällen mit diesem Idealablauf genau übereinstimmen.

Deswegen läuft ein fachgerechter AT-Kurs immer **zweigleisig**:

- Durch den schematischen Idealablauf lernen die Teilnehmer und Teilnehmerinnen die vollständige Übung kennen und verstehen.
- Im Üben zu Hause entwickeln sie, so wie es von Schultz gedacht ist, individuell, schrittweise, selbstständig, in ihrem eigenen Tempo ihr AT, bis sie zu sicherer, vollständiger Umschaltung in einen Entspannungszustand fähig sind.

Auf das Üben zu Hause kommt es entscheidend an; so ist das vor- und nachbereitende Besprechen der häuslichen Übungen das A und O eines fachgerechten AT-Kurses. Die Vermittlung des Idealablaufs dient dabei der Absicherung des Gesamtverständnisses.

Die wichtigste methodische Frage der Vermittlung des AT ist die Art des Anleitens einer Übung in Einzelsitzung oder Kurs.

Da die Selbstständigkeit der Durchführung der Übung ein grundlegendes Wesensmerkmal des AT ist, wäre es konsequent, dass die Entspannungstrainerin bzw. der Entspannungstrainer überhaupt nicht anleitet, sondern die Übung nur genau und vollständig vorbespricht, dann Gelegenheit zur selbstständigen Durchführung gibt und danach sorgfältig alles mit den Teilnehmerinnen bzw. Teilnehmern nachbespricht.

Damit würden viele durchaus zurechtkommen, und so hat es Schultz auch gehandhabt (Schultz 2003, 100; Krampen 2013, 302).

Es gibt aber auch Personen, die in der anfänglichen Lernphase bei einer ganz selbstständigen Durchführung leicht den Faden verlieren oder gedanklich abschweifen würden, sodass die suggestive Wirkung des systematischen und formelhaften Vorgehens mehr oder weniger verloren ginge.

Allerdings wäre es problematisch, die Übung vollständig anzuleiten und den Text suggestiv vorzusprechen. Denn das wäre schlicht eine Hypnoseinduktion durch eine andere Person, also genau das, wovon sich Schultz mit seiner Methode abgrenzen wollte. Die Teilnehmenden würden diese Hypnoseinduktion passiv aufnehmen und zu Hause in selbstständiger Durchführung allenfalls imitieren, auch in den Einzelheiten der Sprechweise. Sie würden kaum ihr eigenes, optimal wirkungsvolles AT entwickeln und nie das Maß an Unabhängigkeit erleben, das in der Methode angelegt ist.

Bei anderen Entspannungsübungen vermittelt die Anleitung lediglich die Idee der Übung und eine erste Erfahrung, in der selbstständigen Durchführung bleibt somit ein großer Spielraum für eigene Formulierungen und individuelle innere Sprechweise.
Beim AT dagegen ist der Text bis in die Einzelheiten formelhaft festgelegt, das führt zwangsläufig zum Imitieren, wenn die Formeln in bestimmter, suggestiver Weise vorgesprochen wurden.

Eine suggestive Anleitung würde als Hypnose natürlich auch eine Entspannung bewirken (das war ja ein Ausgangspunkt für Schultz bei der Entwicklung des AT), aber das wäre dann eben kein AT, sondern eine Entspannungshypnose. So sind alle käuflich zu erwerbenden Übungen von vornherein kein AT, all die angeleiteten Varianten allenfalls „Entspannungsübungen mit Elementen des AT“, aber kein fachgerechtes AT im Sinne von Schultz.

Um Teilnehmerinnen und Teilnehmer beim Durchführen ihrer AT-Übung zu unterstützen, ohne ihnen ihre Selbstständigkeit zu nehmen, gibt es den Weg der „strukturierenden Anleitung“ (diese Vorgehensweise knüpft an Krampen 2013, 302f an). Dabei wird der Übungsablauf durch strukturgebende und begleitende Worte abgesichert, etwa in folgender Weise (Wenn die Übung vorbesprochen ist, insbesondere die zu verwendenden Formeln absolut klar sind,z.B. auch durch Anschreiben an eine Tafel):

- Mit wenigen Worten die Einstiegsphase gestalten (Einnehmen der Körperhaltung, Augenschließen, innere Bereitschaft).
- Dann dazu auffordern, mit dem inneren Formelsprechen zu beginnen (dabei auf die Uhr schauen, jetzt beginnen die 3 Minuten der eigentlichen Übung).
- Nun die Abfolge der Formeln und den exakten Wortlaut zur sicheren Orientierung noch einmal nennen, z.B.:

„Beginnen Sie jetzt mit dem Formelsprechen.
- Zuerst, wie Sie wissen, die Ruhetönung ‚Ich bin ganz ruhig‘, 1-mal,
- dann die Schwereformel ‚Der rechte Arm ist schwer‘, ungefähr 6-mal,
- in Ihrer persönlich passenden inneren Sprechweise“

- Im weiteren Verlauf gelegentliche strukturierende Hinweise und Aufforderungen geben, z.B.:

„Wenn Sie mit den Formeln in dieser Weise durch sind, dann wieder von vorne:
- erst die Ruhetönung, dann mehrmals wiederholt den Schweresatz." – –
- „Immer so weiter, sich innerlich die Formeln nahebringen." – –
- „Ganz ruhig – Sie haben noch reichlich Zeit." – –
- „Bleiben Sie mit Ihrer ganzen Aufmerksamkeit beim Formelsprechen." – –
- „Immer weiter."

- Kurz bevor die 3 Minuten verstrichen sind, auffordern, mit dem Formelsprechen zum Ende zu kommen (*„möglichst mit der Ruhetönung aufhören"*),
- dann noch einen Moment bewusst nachspüren lassen, welche Empfindungen im Körper wahrnehmbar sind
- und dann die kraftvolle Beendigung mit den Formeln *„Arme fest – tief atmen – Augen auf"* anleiten (selbst dabei mitmachen).

Danach beginnt die Feedbackphase. Indem der Entspannungstrainer Anfang und Ende nach genau drei Minuten setzt, gibt er jedes Mal die Möglichkeit, dass Kursteilnehmerinnen und –teilnehmer ihre „innere Uhr" überprüfen und „eichen". Das ist eine gute Vorbereitung auf das völlig selbstständige Üben zu Hause.

Der methodische Kernpunkt der strukturierenden Anleitung ist die Sprechweise der Formeln. Sie sollen zwar noch einmal im Wortlaut gesagt werden, damit kein Teilnehmer, keine Teilnehmerin spontan anfängt zu variieren, aber das soll nur ein Erinnern an den Wortlaut sein, eher rasch gesprochen und in einem alltäglichen, beiläufigen Ton. **Die Formeln dürfen nicht suggestiv vorgesprochen werden** (wie man innerlich beim eigenen Üben sprechen würde bzw. wie man sich vorstellt, dass sie gesprochen werden sollten). Nur dann entwickeln die Teilnehmerinnen und Teilnehmer ihre selbstständige innere Sprechweise, ihr eigenes AT.

2.4.6 Hinweise zu Erweiterung und Oberstufe des AT

Entsprechend seiner starken klinischen und therapeutischen Ausrichtung hat Schultz großen Wert auf Vorgehensweisen gelegt, die auf der Basis der AT-Entspannung weiterführende Ziele in Angriff nehmen.

Solche Vorgehensweisen gehören normalerweise („Einführung") nicht in die praktische Arbeit eines Entspannungstrainings. So dienen die folgenden Ausführungen in erster Linie als kurze Hintergrundinformation.

Die Erweiterung des AT

Durch das vollständige Erlernen und Einüben des AT ist eine Person

- fähig zu rascher, sicherer Herstellung eines Entspannungszustandes
- und vertraut mit der Methode der Selbstsuggestion.

Damit sind gute Voraussetzungen dafür geschaffen, auch einmal über die reine Entspannung hinauszugehen und einzelne Befindlichkeitsstörungen und Alltagsprobleme, die sich durch das AT allein nicht ausreichend gebessert haben, gezielt positiv zu beeinflussen.

Für diese erweiterte Anwendung wird eine spezifische Formel individuell erarbeitet und dann im gewohnten Übungsablauf des AT nach den sieben Standardformeln (also im bereits erreichten Entspannungszustand) angefügt, gleichsam als zusätzliche, achte Formel, anfangs natürlich mit der bekannten sechsmaligen Wiederholung. Somit dient die Nutzungsphase (1.2.3 „Nutzung") der Verankerung der spezifischen Formel.

Bei der Erarbeitung einer spezifischen, individuellen Formel ist entsprechend den bekannten AT-Formeln ein Satz zu formulieren, der ein konkretes, realistisches Ziel, das ich wirklich erreichen will, selbstsuggestiv wirkungsvoll ausdrückt

- real, als Tatsache, Gegenwart (obwohl es erst noch verwirklicht werden muss),
- positiv (keine Verneinung, keine Steigerungsform),
- kurz, rhythmisch,
- stimmig, persönlich passend.

Beispiele

Jemand hat besonders verspannte Nackenmuskeln:

->„Die Nackenmuskeln lockern sich"

Jemand hat eine Scheu, in der Gruppe richtig mitzureden:
->„Ich spreche laut und frei“

Solche spezifischen Formeln werden auch als „positive Leitsätze“ bezeichnet, ihre Entwicklung als „formelhafte Vorsatzbildung“. Ein modernerer Begriff ist „Affirmationen“.

Die Erweiterung des AT geht mit ihrer Zielsetzung, spezielle persönliche Veränderungsprozesse zu unterstützen, über ein reines Entspannungstraining hinaus. Als wertvolle psychotherapeutische Selbsthilfemethode könnte sie (bei entsprechender Kompetenz der Kursleiterin bzw. des Kursleiters und bei ehrlicher Vorinformation der Teilnehmenden) Inhalt einer Veranstaltung im Rahmen von Gesundheitsvorsorge sein.

Nur in einen explizit therapeutischen Rahmen gehört dagegen …

Die „Oberstufe“ des AT

Unter der Bezeichnung „Oberstufe“ wurden von Schultz – entsprechend seiner ärztlich-therapeutischen Ausrichtung – verschiedene, eher meditative Übungen zusammengestellt, die Selbsterfahrung ermöglichen oder bestimmte therapeutische Themen weiterentwickeln.

Diese Bezeichnung ist insofern unglücklich, als damit das Entspannungsverfahren AT – und nur das ist eigentlich unter AT zu verstehen – zur „Unterstufe“ abgewertet wird und lediglich als Vorstufe erscheint für Übungen, die jedoch inhaltlich, methodisch und in ihrer Zielsetzung psychotherapeutisch sind.

Beispiele solcher Oberstufen-Übungen sind etwa Vorstellungen von Farben, von Personen, von abstrakten Begriffen (wie: Freiheit) oder innere, meist bildhafte Antworten auf ganz persönliche Fragen (wie: *Was ist mein Weg?*).

Diese Motive oder Themen werden im (durch AT hergestellten) entspannten Zustand innerlich vorgegeben und dürfen sich dann über längere Zeit (durchaus 20 Minuten und mehr) eher unbewusst entwickeln, was als Selbsterfahrung interessant und als Teil einer Therapie wertvoll sein kann.

Auch im therapeutischen Umfeld hat die „Oberstufe des AT“ allerdings kaum Verbreitung gefunden. Es gibt in diesem Bereich bei ähnlichem methodischem Ansatz inzwischen fundiertere und ausgefeiltere Konzepte, z.B. die Katathym-imaginative Psychotherapie oder die Hypnotherapie nach Milton Erickson.

2.5 Imaginative Entspannung

Etwas, das ich sehe, betrachte, vor Augen habe, kann entspannend und beruhigend auf mich wirken. Fast jede Person kennt das etwa vom Blick über eine grüne, sanft-hügelige Landschaft, über Strand und Meer oder in die Weite des blauen Himmels. Und es gehört zu den Fähigkeiten des Menschen, die Augen schließen und sich solche Bilder vorstellen zu können, auch wenn die reale Umgebung gerade eine ganz andere ist – und auch das innere Bild wirkt angenehm und lässt einen ruhig werden (die entsprechenden Vorgänge im Gehirn sind knapp dargestellt bei Derra 2017, 29).

Innere Bilder, träumerische Vorstellungen und Fantasien sind bei den meisten Menschen ein natürlicher Bestandteil eines entspannten Zustandes. Sie tauchen oft spontan bei Entspannungsübungen auf, auch wenn in der Anleitung nicht ausdrücklich zu bildhaften Vorstellungen aufgefordert wurde. Bei der Darstellung des Autogenen Trainings war z.B. davon die Rede (2.4.1). Auch ist Tagträumen eine weit verbreitete Form natürlich-spontaner Entspannung.

Ruhig-träumerische innere Bilder passen also zu Entspannung als einem Zustand zwischen Wachen und Schlafen, und sie wirken entspannend. Man kann sich das als einen Kreisprozess vorstellen: Der (beginnende) Entspannungszustand erleichtert Imagination, die inneren Bilder wiederum intensivieren die Entspannung, die intensivere Entspannung verstärkt die Imagination etc. (Kast 2012, 39).

Imaginative Entspannung nutzt diesen natürlichen Prozess und setzt Bilder und Vorstellungen bewusst als „Weg zur Ruhe“ ein. Damit ist die Imaginative Entspannung eine der Grundformen von Entspannungsübung, den meisten Menschen naheliegend und vielfach wirkungsvoll.

Anders als Worte, die eher dem rationalen, analytischen Denken zugeordnet werden, sind Bilder dem Unbewussten näher, wirken tiefer und ganzheitlicher, sprechen auch den Gefühlsbereich stärker an, wie es in dem bekannten Spruch heißt: Ein Bild sagt mehr als tausend Worte. Das gilt bei tatsächlichen, äußeren Bildern, und ebenso bei inneren. Diese besondere Kraft der Bilder soll der Entspannung zugutekommen.

Dazu braucht es ein Bild, das für die Person zu Entspannung gut passt, ein persönliches Ruhebild. Dieses Bild soll innerlich hervorgerufen werden und die Aufmerksamkeit soll sich darauf richten, sodass sich Ruhe und Gelöstheit entwickeln.

An dieser Stelle will ich kurz einige Begriffe erläutern, die im Umfeld Imaginativer Entspannung auftauchen und im alltäglichen Sprachgebrauch nicht so klar unterschieden werden.
Ich verwende das Wort **Imagination** für das Entstehenlassen eines inneren Bildes. Wer z.B. eine Imaginative Entspannung mit dem Motiv „Blume" macht, imaginiert in der beginnenden Entspannung eine Blume, lässt das Bild einer Blume innerlich, in der Vorstellung entstehen. Darin liegt viel Offenheit, der Vorgang ist mehr ein „Geschehenlassen" (ähnlich Kirch 2010, 16f).
Unter **Visualisierung** verstehe ich dagegen eine gezielte innere Vergegenwärtigung von etwas Festgelegtem, z.B. ich schließe die Augen und stelle mir die Nelke dort in der Vase jetzt innerlich vor, ich visualisiere sie. Das ist ein „engerer" Vorgang, eher die bewusste Konstruktion eines inneren Bildes, ein „Tun".
Eine **Fantasie** ist nach meinem Verständnis viel freier und umfangreicher als ein bloßes inneres Bild. Das Wort betont vor allem die Loslösung von der Realität, nicht allein das Bildhafte.

2.5.1 Wahl und Gestaltung des Bildmotivs für die Imaginative Entspannung

Ein Entspannungsbild ist normalerweise ein einzelnes Motiv, ein ruhiges Bild, wie ein Gemälde oder Foto, nicht wie ein Film. Allenfalls eine ruhig-langsame Bewegung (wie eine Ballonfahrt über eine Landschaft) oder ein sanfter, gleichmäßiger Rhythmus (wie das Kommen und Gehen von Wellen am Strand) mag zur Entspannung passen. Vorstellungen von schnellen, starken Veränderungen und großen Aktionen widersprechen grundsätzlich Imaginativer Entspannung.

Bildmotive, die sich mit Ruhe verbinden können, gibt es „wie Sand am Meer". Die meisten sind aus der Natur, aber auch Anderes ist vorstellbar.

Hier einige Beispiele für Entspannungsbild-Motive:
- eine Quelle, ein Bach, ein Fluss, ein Teich, ein See, das Meer,
- eine Blume, eine Wiese, ein Waldrand, ein Garten, ein Strauch, ein Baum,
- eine grüne Hügellandschaft, majestätische Berge,
- eine kleine Wolke am blauen Himmel, ein Sonnenaufgang oder -untergang,
- ein Schmetterling auf einer Blüte, ein Vogel hoch oben am Himmel,
- eine Hütte, eine Villa, eine Schlossanlage,

- in der Badewanne,
- Ruhen auf der Couch, vor dem Kaminfeuer.

Eine Person, die durch Imaginative Entspannung zur Ruhe kommen möchte, braucht also erst einmal ein inneres Bild, das ihr ein gutes, angenehmes Gefühl vermittelt. Welches das sein kann, ist individuell unterschiedlich und subjektiv. Die Entscheidung liegt immer bei der Person selbst. Es mag sein, dass sich eine Person ein Bild wählt, das bei den meisten anderen Abwehr hervorrufen würde.

Eine Kursteilnehmerin berichtete z.B., dass sie sich mit dem Erinnerungsbild entspannt, am Rande eines Kliffs zu sitzen und übers Meer zu schauen. Die anderen erschraken, als sie das hörten: Sie würden bei dieser Vorstellung nur die Angst, abzustürzen, erleben, an Entspannung wäre nicht zu denken.

Und man kann als Außenstehender nie ganz sicher sein, dass ein „schönes“ Bild jeder Person innerlich gut tut.

Die meisten Menschen mögen z.B. das Motiv „Blumenwiese“, aber eine Person, die unter einer einschlägigen Allergie leidet, wird sich bei diesem Bild nicht entspannen können und wollen.

Wenn ein Bild nicht passt, wendet sich die Kraft der Bilder gegen die Person. Es können heftige, schwierige und belastende Gefühle wie Angst oder Trauer hervorgerufen werden. So verbietet es sich, zur Anleitung einer Imaginativen Entspannung ein Motiv auszuwählen, bei dem man annehmen muss, dass es eher beunruhigt, bestenfalls abenteuerlich erlebt wird, schlimmstenfalls in Panik mündet.

Dazu gehören z.B. Situationen unter Wasser, dunkler dichter Wald, Höhlen, Gewitter.

Die Kunst des Aufbaus und der Anleitung einer Imaginativen Entspannung besteht darin, auf leichte und sichere Art ein inneres Bild entwickeln zu helfen, das einen intensiven und guten Entspannungszustand „hervorlockt“ und eine Zeit lang hält.

Bei der Imaginativen Entspannung sind auch Aspekte der Gestaltung von Bildern von grundlegendem Interesse. Ein Aspekt etwa ist die Frage von **Nähe und Distanz**. Das innere Bild kann in der Vorstellung unterschiedlich weit vom „inneren Auge“ entfernt sein, und das ist von Bedeutung. Grundsätzlich verbindet sich mit größerer Entfernung eher Ruhe, Nähe bedeutet mehr Intensität und stärkere Gefühle.

Beispiel:
Wenn ich in der Vorstellung einen Zug in großer Entfernung fahren sehe, so ist das ein ruhiges Bild.
Wenn ich mir vorstelle, ein Zug donnert an einer Bahnschranke zwei Meter vor mir vorbei, so ist das ein heftiges Erleben.

Für die Praxis der Entspannungsanleitung bedeutet das, ein Bildmotiv zu Beginn eher entfernt erscheinen zu lassen. Erst wenn sicher ist, dass das Bild passt und positiv erlebt wird, sollte man auch anbieten (niemals zwingend fordern!), es näherkommen zu lassen. Die indirekte Suggestion (1.1.3) ist hier die Sprachform der Wahl.

Ähnliches gilt für **Farben**: Starke, intensive Farben können auch die Gefühle verstärken, sollten also erst später nach sicherer Einführung zur Geltung kommen.

Innere Bilder verbinden sich oft ganz selbstverständlich mit Vorstellungen aus anderen **Sinnesbereichen**: Geräusche und Töne, Gerüche und Düfte, ein Spüren und Fühlen, manchmal auch ein Geschmack im Mund.

Im Bildmotiv „Am Meer“ etwa werden spontan oft auch das Rauschen der Wellen, der Geruch von Tang, die Kühle des Wassers an den Füßen oder der Wind im Gesicht, Salzgeschmack auf den Lippen zu einem Teil der Vorstellung.

Die Einbeziehung anderer Sinnesbereiche in das imaginierte Bild intensiviert normalerweise das Erleben. So sollten diese in die Anleitung auch mit aufgenommen werden – allerdings erst nach Etablierung des „reinen" Bildes, also nach einem vorsichtigeren Einstieg.

Andere Sinnesbereiche könnten auch konkret äußerlich einbezogen werden, z.B. durch eine passende Begleitmusik oder einen Duft im Raum. Dass in dieser Hinsicht oft „zu viel des Guten" getan wird, ist bereits zur Sprache gekommen (1.2.1).

Ein spezieller Aspekt ist die Perspektive oder **Wahrnehmungsposition**.
Ein inneres Bild kann in der Betrachtungsweise dissoziativ sein, d.h. es hat die Perspektive „von außen". Das wird z.B. deutlich erkennbar, wenn sichtbar ist, dass es sich um ein Gemälde in einer Galerie oder einen Film in einem Kino handelt, oder wenn ich als Person selbst mit im Bild bin.
Beim assoziativen Erleben dagegen ist die Person „drin" in der Situation, ist ganz dort, mit allen Sinnen präsent, sieht alles (wie im wirklichen Leben) in der Perspektive durch die eigenen Augen. Ein assoziativ vorgestelltes Bild ist meist mit intensiverem Erleben verbunden, dissoziative Vorstellungen schwächen Gefühle ab.
Das wird etwa in der Traumatherapie genützt, z.B. mit dem Gestalten von Erinnerungsbildern aus der Position „von außen": Ich sehe mir selbst zu, wie ich (z.B. in einem Fernsehzimmer) den „Film" anschaue, in dem ich selbst mit zu sehen bin.
Entspannungstraining ist keine Therapie. So ist es auch nicht erforderlich, mit den Aspekten dissoziativ/assoziativ gezielt zu arbeiten. Es genügt, mit Distanz und Nähe sorgfältig umzugehen, sodass etwa die Aufforderung „ganz dort sein, mit allen Sinnen" erst relativ spät und nur als Möglichkeit („wenn es für Sie passt") eingesetzt wird. Die Phänomene der Wahrnehmungsposition sollten Entspannungstrainerinnen und -trainern allerdings als Hintergrundwissen bekannt sein.

Wesentlich ist noch die **Unterscheidung von Erinnerungsbildern und Fantasiebildern**. Wenn in Imaginativer Entspannung ein Motiv aufgerufen wird, kann beides auftreten.

Beispiel: „See":
Die eine Person imaginiert spontan einen See, den es wirklich gibt, den sie kennt, mit dem sie die schöne Erinnerung angenehmen Erlebens verbindet.

> Eine andere Person bekommt als inneres Bild einen See ihrer Fantasie, eine Art Traum- oder Idealbild für Entspannung. Dieses Bild hat natürlich Ähnlichkeiten mit realen Seen, aber es geht nicht darum, ob es diesen See wirklich gibt, und jedenfalls verbinden sich keine konkreten Erinnerungen mit ihm.

Beide Arten von Bildern können entspannend wirken, und man darf ruhig erst einmal annehmen, dass eine Person nach der offenen Nennung des Motivs ganz intuitiv die persönlich beste Form wählen und entwickeln wird.

Dennoch sollten Entspannungstrainerinnen und -trainer über die spezifischen Unterschiede, Stärken und mögliche Schwachpunkte, Bescheid wissen:

Ein reales, konkretes Erinnerungsbild ist verbunden mit wirklichem Erleben und positiver Erfahrung, es aktiviert eine persönliche Ressource. Damit ist es leicht und sicher vorstellbar und gibt ein starkes, gutes Gefühl. Das Bild ist jedoch festgelegt und begrenzt, sodass es auch ins Negative kippen und die Entspannung zunichtemachen kann.

> So kann ein negatives Detail auftauchen, das sich nicht mehr abschütteln lässt, z.B. beim „Blick über eine Landschaft während einer Bergwanderung“: Eine Viertelstunde später hatte ich mir den Fuß verstaucht.
> Oder es kann bewusst werden, dass es Vergangenheit ist, dass es nie wieder so sein kann: Damals war mein Ehepartner dabei, der inzwischen verstorben ist.

Dagegen ist ein reines Fantasiebild gefeit. Es kann mit der Freiheit der Fantasie immer so gestaltet werden, dass es in jeder Hinsicht uneingeschränkt ideal bleibt. Möglicherweise entwickelt aber ein solches, eher klischeehaftes Traum- und Wunschbild wenig Kraft, es bleibt eine blasse Fantasie.

Nach meiner Erfahrung tendiert die Mehrzahl der Teilnehmenden an Entspannungstrainings zu konkreten Erinnerungsbildern, oft bis zurück in die Kindheit – die Ruhesituation ist ja auch eine Einladung zu Regression. Gar nicht so selten geschieht das „Kippen“ und aus Entspannung wird dann ein traurig-sehnsüchtiges Erleben. So ermutige ich in meiner Anleitung eher einmal dazu, der Fantasie viel Raum zu geben und sich diese erwachsene Freiheit zu erlauben, formuliere jedenfalls nie eine Verpflichtung, sich ein reales Erlebnis in Erinnerung zu rufen.

2.5.2 Beispiele für Übungen der Imaginativen Entspannung

Nun ist es Zeit für ein erstes Beispiel einer Imaginativen Entspannung. Ich habe ein traditionelles Motiv ausgewählt, das aber nicht zu den häufigsten zählt: den „Fluss“.

Am Fluss

Lassen Sie sich Zeit, eine angenehm gelöste Körperhaltung zu finden,
mit geschlossenen Augen oder ruhendem Blick,
ganz locker,
gut im Kontakt mit der Unterlage, dem Boden,
und so, dass der Atem frei strömen kann,
seinen natürlichen Rhythmus finden kann,
ganz von selbst,
gut spürbar,
dieses ruhige, gleichmäßige Strömen des Atems,
immer noch begleitet von den Geräuschen der Umgebung hier,
allmählich in einer angenehm träumerischen Stimmung,
ruhig und gelöst,
gleichsam weit weg

im Bereich der Fantasie,
vielleicht, wenn Sie das mögen,
an einem schönen, sonnigen Tag am Ufer eines Flusses,
sich dort ruhig niederlassen,
übers Wasser schauen,
träumerisch,

sich vorstellen, in dieser Flusslandschaft zu sein,
etwa auch die Farben wahrzunehmen,
die Töne und Geräusche dort,
die Gerüche,
die Wärme der Sonne,
die Weite des Himmels,
die Erde, den Fluss –
ganz dort sein, in der Vorstellung,

und dem Fließen des Wassers zuschauen,
die kleinen, immerwährenden Geräusche hören,
vielleicht glitzert Sonnenlicht auf dem Wasser,
darunter das ruhig kraftvolle, gleichmäßige Strömen,
die Fülle des Wassers in der Tiefe und Breite des Flussbetts –

das Wasser, das schon einen weiten Weg hinter sich hat,
seit es aus der Quelle kam,
verschiedene Landschaften durchquert hat,
viele Zuflüsse aufgenommen hat,
bis es zu dem Fluss geworden ist, den Sie dort in der Vorstellung vor sich sehen,

in dem Bewusstsein, dass das Wasser natürlich auch noch weiter fließt,
in wieder anderen Regionen, wieder neue Zuflüsse aufnimmt,
der Fluss immer noch größer und stärker wird,
schließlich vielleicht ein weiter, mächtiger Strom,
der irgendwann, irgendwo ins Meer einmündet,
eins wird mit der endlosen Weite der Ozeane

im großen Kreislauf der Natur,
wo das Wasser wieder verdunstet und zu Wolken wird,
die als Regen zur Erde fallen
und auch die Quelle wieder speisen,
aus der der Fluss entspringt.
Und so ist der Fluss immer da, immer vollständig da,

und Sie können dem Fließen des Wassers zuschauen,
dort, wo Sie jetzt in Ihrer Vorstellung sind,
am Ufer, angenehm ruhend,
für einen Moment vielleicht sogar mit einem Gefühl von Einssein
mit dem Fluss, mit der Natur, mit der Ruhe,

bis Sie merken, dass es soweit gut ist.

Beenden Sie dann innerlich diese imaginative Entspannung,
klar und entschieden,
lassen Sie die Bilder sich lösen,
und orientieren Sie Ihre Aufmerksamkeit wieder ganz hierher,
hierher in diesen Raum, in diese Umgebung.

Bewegen Sie sich jetzt, kräftig dehnen und strecken,
atmen Sie einmal richtig durch oder gähnen Sie herzhaft,
öffnen Sie die Augen,
erholt, wach und klar!

Am Beispiel dieser Imaginativen Entspannung möchte ich nun einige **Besonderheiten, die bei der Anleitung zu beachten sind**, aufzeigen.

Vorweg ist zu sagen, dass ich nur allgemein eine Entspannungsübung ankündige, allenfalls dass es um „bildhafte" Entspannung geht. Ich nenne normalerweise nicht explizit das Thema/Motiv, da ich die Erfahrung gemacht habe, dass die Teilnehmerinnen und Teilnehmer sich dann schon, bevor es beginnt, steuernde und bewertende Gedanken machen, was die Entwicklung der Entspannung oft erschwert. Ich suche also verantwortungsbewusst ein Motiv aus, von dem ich annehmen kann, dass es für alle passt – ich stelle es nicht zur Disposition.

Als Körperhaltung empfehle ich bei Imaginativer Entspannung das Liegen, da sich erfahrungsgemäß traumähnliche Vorgänge leichter im Liegen entfalten, das der Schlafhaltung näher ist. Sitzen ist natürlich auch möglich und erlaubt (und besonders sinnvoll, wenn es jemandem wichtig ist, die Kontrolle zu bewahren). Die Anleitung ist auch damit vereinbar.

Im ersten Abschnitt der Übung wird in der üblichen Weise die Entspannung vorbereitet und eingeleitet durch Ansprechen der Körperhaltung, Augenschließen, Freigeben des Atems und Vertrautwerden mit der Umgebung. Das Motiv der dann folgenden Imaginativen Entspannung „Fluss" wird jedoch schon unauffällig angedeutet („gesät" sagen die Hypnotherapeuten) durch das Wort „Strömen" im Zusammenhang mit dem Atem. Dieses „Säen" ist ein besonderes Merkmal guter Anleitung.

Der Übergang zur eigentlichen Übung Imaginativer Entspannung geschieht dann sanft mit den Formulierungen einer „angenehm träumerischen Stimmung", „gleichsam weit weg" und „im Bereich der Fantasie".

Da nie völlig auszuschließen ist, dass das gewählte Motiv für eine Person doch gar nicht passt, wird mit der Formulierung „wenn Sie das mögen" schon vorher die Erlaubnis gegeben, sich auszuklinken.

Danach wird dann im zweiten Abschnitt das Motiv eingeführt, in wenigen Strichen: sonniger Tag, Ufer eines Flusses, Ruhen, Blick übers Wasser. Wichtig ist dabei die unmittelbare positive Tönung des Bildes in rascher Folge, damit möglichst gar nicht erst irgendetwas Unangenehmes oder Beunruhigendes auftaucht.

Womöglich hat z.B. jemand einmal eine Flusswanderung an einem völlig verregneten Tag durchlitten – es ist besser, wenn der Gedanke daran gar nicht erst aufkommt.

Wichtig für eine gute Anleitung einer Imaginativen Entspannung ist die Sparsamkeit der Vorgaben: Nur die notwendigen, wirklich wesentlichen Elemente werden gesetzt, alle weiteren Details bleiben der kreativen Fantasie der Teilnehmenden überlassen. So können und dürfen die entstehenden Bilder (bei gleichbleibendem Grundmotiv) ganz unterschiedlich ausgestaltet werden, den jeweiligen persönlichen Vorlieben entsprechend. Diese individuelle Ausweitung und Intensivierung des Bildes geschieht dann im nächsten Abschnitt, unterstützt durch die Nennung der verschiedenen Sinnesbereiche.

Das Timing beim Anleiten ist in der Hauptphase Imaginativer Entspannung entscheidend. Die Teilnehmerinnen und Teilnehmer brauchen genügend Zeit zur Entfaltung des Bildes und seiner Elemente (der geschriebene Text kann das natürlich nicht angemessen wiedergeben). Wenn das Timing passend war und ausreichend Zeit gelassen wurde, entsteht die gewünschte tiefe Ruhe in der Person, was mit den Formulierungen „ruhig kraftvolles, gleichmäßiges Strömen" und „Fülle des Wassers in der Tiefe und Breite des Flussbetts" auch innerhalb des Bildes ausgedrückt wird.

An dieser Stelle, im entspannten Zustand, ist es möglich und sinnvoll, weitergehende positive Suggestionen einzubauen, wie es hier in den nächsten Abschnitten geschieht, mit Blick auf Vergangenheit, Zukunft und den „großen Kreislauf der Natur". Das ist ein Stück „Nutzungsphase" des Entspannungszustandes, eine Art Zugabe. Es kann auch vermeiden helfen, dass die Person auf andere, unglückliche Gedanken kommt. Das Wesentliche war jedoch schon das Erreichen des Entspannungszustandes vorher.

Das wird im nächsten Abschnitt wieder aufgegriffen, verbunden mit dem Hinweis, wie schon öfter im Anleitungstext, dass es sich um ein imaginiertes Bild („in Ihrer Vorstellung") handelt. Niemand soll auf die Idee kommen, es wäre hier wahnhaftes Erleben gemeint. Die Intensität der erreichten Ruhe wird mit der indirekten Suggestion „Gefühl des Einsseins" auf den Punkt gebracht.

Die Standardformulierung „bis Sie merken, dass es soweit gut ist" bereitet dann sanft und positiv getönt auf die Beendigung der Übung vor, die in der üblichen Weise mit den Bestandteilen Bewegen-Atmen-Augenöffnen durchgeführt wird. Vorher jedoch gehört bei Imaginativer Entspannung unbedingt dazu, dass „die Bilder sich lösen", verblassen, verschwinden, nur noch im Gedächtnis aufbewahrt werden. Aus dem „dort" der Fantasie wird wieder das „hier" der realen Gegenwart und Umgebung.

Nun noch ein weiteres Beispiel einer Imaginativen Entspannung:

Der Baum der Ruhe

Lassen Sie sich Zeit, an Ihrem Platz anzukommen,
in Ihrer Körperhaltung, so locker wie möglich
und zugleich sicher und ruhig,
gehalten und getragen von der Unterlage, auf festem Boden,
und sich gut einzustellen auf Entspannung,
auf eine Phase der Ruhe.
Die Augen dürfen sich schließen oder der Blick zur Ruhe kommen,
Sie haben auch noch Zeit für die Dinge der Umgebung,
Geräusche zum Beispiel,
nach und nach so vertraut damit zu werden,
dass eine Art träumerisch-gelöster Stimmung entsteht,
ruhig, angenehm,
mit viel Freiheit für die Fantasie,

die sich mit dem Gefühl der Ruhe verbindet,
vielleicht, wenn Sie das mögen, im Bild von einem Baum:
ein Baum, so groß, so stark, dass er für Sie die Ruhe vollkommen verkörpert.

Der Baum der Ruhe.

Lassen Sie sich Zeit, in Ihrer Vorstellung
immer mehr Einzelheiten zu entdecken,
Formen und Farben zum Beispiel,
zu erleben, wodurch besonders der Baum so viel Ruhe vermittelt,
und dieses Bild intensiv auf sich wirken zu lassen,

mit allen Sinnen,
also etwa auch Töne und Geräusche wahrzunehmen, die dort zu hören sind,
ganz dort sein in der Vorstellung,
beim Baum der Ruhe,
auch Düfte oder Gerüche können wahrnehmbar sein,
vielleicht gibt es auch ein Fühlen und Spüren,
völlig ruhig und gelöst

ganz dort sein,
und dieses Bild, diese Vorstellung intensiv auf sich wirken lassen,
erleben, wie viel Ruhe dieser Baum Ihnen vermittelt,

in dem Bewusstsein, dass der Baum schon eine lange Geschichte hinter sich hat,
seit er aus einem kleinen Pflänzchen zu dem großen, starken Baum geworden ist,
den Sie dort innerlich, in Ihrer Vorstellung, vor Augen haben
als den Baum der Ruhe.

Manchmal entsteht vielleicht für einen Moment auch ein Gefühl von Einssein
mit diesem Baum, mit der Natur,
von Verbundenheit mit dieser Ruhe und Stärke,
allmählich gewachsen und tief verwurzelt,
sozusagen die Ruhe selbst sein.

Lassen Sie sich jetzt noch ungefähr eine Minute Zeit
für dieses Bild, diesen Baum, diese Ruhe ---

Nun lassen Sie dieses innere Bild Ihrer Fantasie sich lösen,
aufbewahrt in Ihrem Gedächtnis, Ihrer Erinnerung,
und gehen Sie mit Ihrer Aufmerksamkeit jetzt wieder ganz nach außen,
hierher in diese Umgebung, diese Situation hier und jetzt,
ganz wieder hier ankommen
mit kräftigem Dehnen und Strecken,
einmal richtig durchatmen,
die Augen öffnen,
ganz aufrecht
und offen für diese Welt.

Es dürfte nicht schwierig sein, auch mit diesem Text die Hinweise zu verbinden, die ich zum ersten Übungsbeispiel („Am Fluss“) gegeben habe, etwa die Sparsamkeit der Vorgaben bei der Einführung des Motivs: Baum, groß, stark, Verkörperung von Ruhe. So kann sich die Individualität der Teilnehmenden in der Detailgestaltung des Bildes entfalten, jede Person findet ihren Baum der

Ruhe, ob nun Buche oder Kirschbaum, ob real oder fantasiert. So soll es auch sein, jede Detailvorgabe in der Anleitung könnte leicht „danebenliegen“ und die Entwicklung eines persönlich passenden Bildes stören.

Besonders ungeschickt wäre das „Nachschieben“ von Details, wenn die innere Entwicklung des Bildes schon vorangeschritten ist, z.B.:

> Stellen Sie sich einen Baum vor (die Person stellt sich eine Tanne vor),
> einen Apfelbaum (die Person korrigiert ihr Bild zu einem Apfelbaum mit reifen Äpfeln)
> im Frühling in voller Blüte (die Person muss wieder korrigieren)
> etc.

Alle Details, die wirklich notwendig sind und in das Bild hineingehören, sind gleich zu Beginn zu nennen, bevor sich das Bld in der Person entfaltet.

> Also: Stellen Sie sich einen Apfelbaum im Frühling vor, in voller Blüte…

Hier noch einmal für Entspannungstrainerinnen und –trainer eine praxisorientierte Zusammenfassung der

Hinweise für die sichere Gestaltung einer Bildentspannung

- Wählen Sie ein bewährtes Bild
  - das nach Ihrer und allgemeiner Erfahrung ziemlich sicher Ruhe vermitteln wird, z.B. aus dem Bereich sanfter Natur, Weite, angenehmer Wärme,
  - wo bei keiner Person im Teilnehmerkreis spezielle Probleme zu erwarten sind, z.B. bei einer gehbehinderten Person nicht gerade das Bild einer Wanderung,
  - das Sie selbst entspannend erleben und mögen, also stimmig vermitteln können.
- Tönen Sie das Bild von vornherein und immer wieder positiv, z.B. als: ruhig, schön, angenehm, wohltuend, damit subjektive negative Assoziationen möglichst gar nicht erst aufkommen.
- Gestalten Sie das Bild weitgehend offen, d.h. geben Sie nur wirklich wesentliche Details vor; lassen Sie alles andere positiv offen zur freien, subjektiven Ausgestaltung.

- Fördern Sie die Entwicklung eines reinen Fantasiebilds, einer ideal positiven Veranschaulichung von Ruhe. Weniger günstig sind reale Erinnerungen, die zwar starkes, intensives Erleben bewirken, aber leicht kippen können, indem
  - negative Details auftauchen, nicht auflösbar, z.B. ein verstauchter Fuß am Ende der schönen Wanderung,
  - bewusst wird, dass es Vergangenheit ist, z.B. dass der schöne Baum inzwischen gefällt worden ist.
- Die häufigsten Fehler sind:
  - Zu viele Details: können störend, lästig, einengend, bevormundend werden, erhöhen das Risiko negativer Assoziationen
  - Das „Nachschieben"' von Details: stört den subjektiven Bildaufbau, z.B. Stellen Sie sich einen schönen Baum vor – – eine Kastanie – – mitten im Winter usw.
  - Zu abenteuerlich: „interessant/faszinierend" ist nicht auch „entspannend"! Entspannungsübungen sind zu unterscheiden von Kreativitätstraining, Selbsterfahrung und Therapie, von Fantasiereise, Märchenstunde und Literaturlesung.

2.5.3 Die offene Bildentspannung

Bisher haben wir uns mit Imaginativer Entspannung in der Form beschäftigt, dass das Bildmotiv vorgegeben ist, also mit **geschlossener** Bildentspannung. Da jedoch, wie wir gesehen haben, nicht nur einzelne Details, sondern sogar schon das Grundmotiv für eine Person unpassend sein kann, liegt der Gedanke nahe, auch das Motiv offen zu lassen, die Imaginative Entspannung inhaltlich völlig frei anzuleiten. Das nennt sich **offene** Bildentspannung. Hier ein Beispiel für eine solche Anleitung:

Ein Bild der Ruhe

Lassen Sie sich ausreichend Zeit, eine bequeme Haltung zu finden, im Liegen oder Sitzen,
mit geschlossenen Augen oder ruhendem Blick,
und sich gedanklich einzustimmen auf eine wohltuende, erholsame Ruhephase.

Spüren Sie die körperlichen Empfindungen und Vorgänge,
die die beginnende Entspannung begleiten und vertiefen,
zum Beispiel die Körperwärme, das Atmen,
ganz beim Körper, ganz bei sich.
Lassen Sie sich Zeit.

Wenn dann so eine Art träumerischer Stimmung entstanden ist,
dann lassen Sie innerlich ein Bild entstehen, ein Bild der Ruhe,
ganz intuitiv,
ein Anblick, dessen Vorstellung Ihnen ein gutes, angenehmes Gefühl vermittelt,
wohltuend spürbar.

Ihr ganz persönliches Bild der Ruhe.

Lassen Sie das Bild allmählich noch deutlicher werden,
lassen Sie sich Zeit für Einzelheiten, z.B. Farben,
in diesem Bild der Ruhe.

Manchmal ist es auch gut, nicht nur zu sehen, innerlich, dieses Bild der Ruhe,
sondern gewissermaßen ganz hineinzugehen
und auch zu hören, was dort eben zu hören ist,
zu riechen, vielleicht sogar zu schmecken
und intensiv zu spüren,
also ganz dort zu sein,
mit allen Sinnen wahrzunehmen,
es vollständig zu erleben – diese vollendete Ruhe.

Lassen Sie es tief auf sich wirken,
werden Sie gewissermaßen eins mit dieser Ruhe dort,
werden Sie gleichsam die Ruhe selbst
und spüren Sie, wie gut das tut,
eine selten tiefe Erholung, ein Gefühl von Einssein auch mit sich selbst.
Vielleicht geschieht dabei auch ein Stück persönliche Entwicklung,
eine Lösung, ein Finden,
ganz von selbst,
in aller Ruhe.

Wenn Sie dann merken, dass es so weit gut ist,
lassen Sie die inneren Bilder sich lösen, verblassen, verschwinden

und wenden Sie sich mit leichtem, klarem Kopf, erholt und ausgeruht,
wieder Ihrer Umgebung zu,
dem Hier und Jetzt.
Bewegen Sie sich dabei kräftig,
atmen Sie tief durch
und öffnen Sie die Augen.

Eine solche offene Imaginative Entspannung gibt alle Freiheit für die persönliche Wahl und Ausgestaltung des Bildes, die Anleitung sorgt nur so weit wie möglich für die positive Tönung des Bildes und unterstützt eine intensivierende Detailgestaltung (etwa durch das Ansprechen aller Sinnesbereiche), ohne suggestive inhaltliche Vorgaben zu machen.

In der großen Freiheit für die Person kann auch ein Problem liegen. Manchen Menschen fällt es nicht leicht, selbstständig ein Bild zu wählen und zu entwickeln, sie kommen besser zurecht, wenn ein (passendes) Bildmotiv vorgegeben wird. Deshalb betrachte ich die offene Bildentspannung als eine eher fortgeschrittene Form Imaginativer Entspannung. Sie funktioniert sicherer, wenn schon einige Vorerfahrung mit bestimmten Motiven vorhanden ist.

Es ist auch nicht ganz leicht, als Kursleiterin bzw. Entspannungstrainer die Anleitung so offen zu formulieren, dass wirklich jede Person mit ihrem je speziellen Bild sich angesprochen fühlen kann, und dabei zugleich genügend Intensität in Gang zu setzen.

Für wen die offene Bildentspannung passt, muss die Erfahrung zeigen. Manche wissen die darin liegende Freiheit außerordentlich zu schätzen und genießen „ihre“ Übung ganz besonders.

2.5.4 Imaginative Entspannung und Fantasiereise

Imaginative Entspannung ist auf das Ziel Ruhe und Entspannungsfähigkeit orientiert und somit entschieden abzugrenzen von Vorgehensweisen, die mit den inneren Bildern vorwiegend andere Ziele verfolgen, etwa die Aufmerksamkeit fesseln, die Kreativität fördern, Selbsterfahrung ermöglichen oder therapeutisch wirksam sein wollen. Solche anderen Zielsetzungen sind sehr weit verbreitet in der Literatur zu Imaginativen Verfahren – es hat sich überhaupt noch kein Begriff für Entspannungsübungen mit inneren Bildern etabliert, wie es „Imaginative Entspannung“ sein könnte.

Eine wesentliche praktische Abgrenzung betrifft Fantasiereisen, da dieser Begriff oft umstandslos mit Entspannungsübung gleichgesetzt wird. Eine große Rolle hat hierbei die Arbeit von Else Müller gespielt, die Kindern Elemente des Autogenen Trainings durch Einbettung in kleine Bildgeschichten vermittelt. Dieser Ansatz ist sinnvoll, da kleinere Kinder tatsächlich nichts mit einem „erwachsenen“, systematischen AT anfangen können. Er hat sich dann aber immer mehr unreflektiert ausgeweitet. Schon Else Müller selbst verwendet immer mehr Bilder bzw. Geschichten, die keinen Ruhezustand mehr entwickeln, sondern eher spannende, faszinierende, abenteuerliche Erlebnisse hervorrufen, die die Aufmerksamkeit der Kinder fesseln, bestenfalls wie ein Märchen oder eine Gutenachtgeschichte (Müller 2000, 67, der orientalische Markt von „Marrakesch“). So mag dann eine Kindergruppe still werden, gebannt lauschend, aber innerlich nicht wirklich ruhig. Als Ziel wird dann auch noch die Anregung der Fantasie der Kinder genannt.

Auffallend ist, dass in den Darstellungen über die „Kraft der inneren Bilder“ (so die typische Formulierung) in der Zielsetzung weit über Entspannungstraining hinausgegangen wird, als wäre das Erreichen eines Entspannungszustandes allein zu wenig und nicht der Rede wert. Es wird zwar gerne behauptet, dass solches Arbeiten mit inneren Bildern immer auch Entspannung sei, ich halte das jedoch für irreführend: Selbsterfahrung und Psychotherapie sind eher selten entspannte Vorgänge, und jedenfalls haben sie ein weitergestecktes Ziel als Entspannung (umfassend informieren über therapeutisches Arbeiten mit Imaginationen Singer/Pope 1999; Kuntz 2009; Friebel 2015).

Nehmen wir als Beispiel einen Klassiker: Die Vorstellung von einem Rosenstrauch, in den Übungen der Gestalttherapie von John O. Stevens (1977, 48ff).
Dieses Motiv ist im Rahmen von Selbsterfahrung und Therapie geradezu ideal. Es eröffnet außerordentlich reiche Möglichkeiten der subjektiven Ausgestaltung (durch Elemente wie Blätter, Blüten, Früchte, Äste und Stamm, Wurzeln, Erde, Umgebung, Wetter, Jahreszeit), die Einblicke ins eigene Seelenleben geben. Es enthält auch starke Anregungen zu gehaltvoller Selbsterfahrung (etwa die Dornen), kann damit eventuell auch Entwicklungsanstöße (z.B. in Richtung Einfühlung, Sich-Öffnen, Selbstbehauptung) geben.
Stevens unterstützt diese Zielrichtung (Selbsterfahrung, therapeutische Entwicklung) auch durch seine Anleitung. Etwa soll sich die Person intensiv mit dem Rosenstrauch identifizieren.
Er hat auch selbst betont (Stevens 1977, 63f), dass die Übung aus seiner Sicht erst relevant wird, wenn Unangenehmes sich bemerkbar macht. Er

hätte sie sicherlich auch nicht Entspannungsübung genannt, verwendet aber öfter den Begriff Fantasiereise, der von späteren Autoren immer mehr der Bedeutung Entspannungsübung angenähert wurde.
Eine solche Übung ist eine phantastische Möglichkeit therapeutischer Arbeit – ich habe sie selbst oft und gerne in meiner psychotherapeutischen Tätigkeit eingesetzt. Sie ist aber keine Entspannungsübung.
Entspannungstraining hat „nur“ das Ziel, die Entwicklung eines angenehmen, wohltuenden Entspannungszustandes zu fördern. Ein Entspannungstrainer würde deshalb das Motiv offener lassen („ein blühender Strauch oder Baum“ oder nur „Blüte“ bzw. „Blume“) und von vornherein positiv tönen (z.B. „sonniger Tag“, „in voller Blüte“). Er würde das gute Gefühl und die Ruhe, die das Bild vermitteln kann, in den Vordergrund stellen, nicht die verborgenen Aspekte von Selbsterfahrung. Wenn eine Person derartiges von sich aus erlebt, würde er es in der Feedbackphase durchaus begrüßen, aber nicht weiter zum Thema machen (1.2.3 „Feedbackphase“).

Fantasiereisen sind, wenn man es methodisch betrachtet, ausgedehntere Geschichten mit verschiedenen Stationen, die eine Entwicklung aufzeigen oder ermöglichen, einen symbolischen Weg oder eben eine „Reise“ im ursprünglichen Sinn als Konfrontation mit Neuem, Fremdem. Das Grundprinzip kennt man von Märchen oder epischen Heldenreisen. Typischerweise handelt es sich inhaltlich an entscheidenden Stellen um Herausforderungen, die gemeistert werden müssen, nicht um einen entspannten Spaziergang. Denn eine Fantasiereise zielt auf Selbsterfahrung, Bearbeitung therapeutischer Themen, Persönlichkeitsentwicklung (regelrechte Fantasiereisen finden sich beispielhaft in dem Buch von Masters/Houston 1994). Mit Entspannungsübung hat das kaum noch etwas zu tun.

Unter **Visualisierung** versteht man im Gesundheitsbereich die gezielte bildhafte Vorstellung einer Heilung oder Besserung. Solche Vorstellungsübungen, wie sie insbesondere durch Simonton (Simonton 2005; Friebel 1998; Achterberg 2000) bekannt geworden sind, sollen Heilungsvorgänge unterstützen und fördern; sie sind Teil einer Therapie. Dabei ist klar, dass eine Visualisierung keine Entspannungsübung ist, sie nützt die „Kraft der Bilder“ für therapeutische Zwecke, setzt Entspannung voraus: Visualisierung soll im entspannten Zustand durchgeführt werden.

Es gibt einen Grenzfall, wo ich es für vertretbar halte, eine bestimmte Form von Fantasiereise auch im Kontext eines Entspannungstrainings einzusetzen: die symbolische Problemlösung.

Allerdings sollte dabei immer ausdrücklich darauf hingewiesen werden, dass diese Übung über eine reine Entspannungsübung hinausgeht. Ihr Einsatz entspricht strukturell der „Erweiterung“ des AT (2.4.6): Dort ist es verbale Selbstsuggestion zu einem persönlichen Thema, hier visuelle Selbstsuggestion.

Bei symbolischer Problemlösung wird von einer konventionellen Form bildhafter Problemdarstellung ausgegangen (z.B. einen Berg vor sich zu haben) und die im Bild symbolisierte Lösung ist Inhalt der Imagination (im Beispiel: den Berg besteigen, bewältigen, oben ankommen, über den Berg kommen). Die Selbsterfahrungskomponente hält sich dabei sehr in Grenzen, es wird nichts Persönliches thematisiert, besprochen oder therapeutisch bearbeitet, es wird nur die Fantasiereise mit ihrer verborgenen symbolischen Bedeutung angeleitet. Ein solche Fantasiereise (im Beispiel: „Bergbesteigung“) ist eine sichere Sache, bestärkend, ermutigend, und in diesem Sinn auch beruhigend.

Zu dieser Form Imaginativer Entspannung im Grenzbereich zur Fantasiereise hier nun noch ein anderes, ausformuliertes Beispiel:

Der Weg

Finden Sie eine möglichst lockere Körperhaltung
und machen Sie sich in Ruhe vertraut mit der Situation, der Umgebung,
den Geräuschen, allem was dazugehört,
möglichst mit sacht geschlossenen Augen,
bis sich dann innerlich der Bereich der Bilder und der Fantasie öffnet,
wohltuend und angenehm,
ganz träumerisch.

Es beginnt mit einer weitläufigen Garten- oder Parklandschaft,
die es so nur in Ihrer Fantasie gibt, in Ihrer inneren Welt,
alles ganz ruhig, übersichtlich, angenehm,
und Sie können sich frei bewegen, auf träumerische Art,
in den verschiedenen Bereichen dieses Parks oder Gartens,
viele schöne Plätze für sich entdecken und kennenlernen,
alles irgendwie ganz vertraut,
immer mehr, immer weiter,
bis Sie, wohl ziemlich unerwartet, an eine Mauer kommen, die diesen Park umschließt.

Nun lassen Sie sich überraschen, wie Ihr Unbewusstes diese Aufgabe löst,
wie es Ihnen gelingt, die Mauer hinter sich zu lassen,

sodass Sie weitergehen können,
durch die weitere Landschaft, durch die Natur der Fantasie,
innerlich, träumerisch,
Ihren Weg,
bis Sie an einen Fluss kommen,
der eine Grenze bildet.
Und auch die andere Seite ist Teil Ihrer Welt.

Doch jetzt lassen Sie sich erst einmal überraschen,
welche Art hinüberzugelangen Ihr Unbewusstes wählt

und wie sich das dann anfühlt, dort zu sein,
jenseits des Flusses,
Einzelheiten dieser seltsam neuen Landschaft zu entdecken,
und den Weg dort weiterzugehen,
immer noch weiter.

Und irgendwann führt dieser Weg höher hinauf,
wird zur Besteigung eines Berges,
ganz träumerisch leicht,
immer höher hinauf.

Und wenn Sie am Gipfel angekommen sind,
dann ist es Zeit auszuruhen, sich zu erholen
von den Anstrengungen, die hinter Ihnen liegen,
zurückzuschauen den ganzen Weg, den Sie gegangen sind,
sich zu freuen über das, was Sie entdeckt, erlebt und erreicht haben,
oder auch vorauszuschauen,
den Weg, der vor Ihnen liegt, ein Stück weit überblicken,
ruhig auch ein bisschen neugierig auf das Kommende,
und Kräfte zu sammeln beim Ruhen auf dem Gipfel,
Ruhen und Träumen,

bis Sie spüren, dass es gut ist.

Und dann den Bereich der Fantasie verlassen,
wie man Träume zurücklässt beim Erwachen,
und ganz wieder hier in der Gegenwart ankommen,
wach und klar und sehr lebendig.

Diese kleine Fantasiereise enthält in ihrer Abfolge drei symbolische Problemlösungen: das Verlassen der Komfortzone, das Überschreiten einer inneren Grenze und das Erreichen eines Gipfels, jedes Mal fraglos positiv und sicher erfolgreich durch- und weitergeführt – eine bestärkende visuelle Suggestion. Sie bewegt sich ganz in der inneren Welt, es geht nicht um konkrete Erinnerungen, darauf wird ausdrücklich hingewiesen („die es so nur in Ihrer Fantasie gibt").

Besonders die Übergänge bilden Elemente von Selbsterfahrung. Dieser Aspekt hat also hier eine viel größere Bedeutung als in üblichen Imaginativen Entspannungen, obwohl das Erreichen und Erleben des Entspannungszustandes immer noch wesentlich bleibt.

Somit dürfte klar sein, dass solche Symbolischen Problemlösungen innerhalb eines Entspannungskurses, wenn überhaupt, nur als Fortgeschrittenen-Übung eingesetzt werden sollten, wenn die psychische Stabilität der Teilnehmenden und der ganzen Gruppe gesichert ist und die anleitende Person über therapeutische Basiskompetenz verfügt.

2.6 Selbsthypnose-Entspannung

Es gibt keinen wesentlichen physiologischen Unterschied zwischen einem Entspannungszustand und einem hypnotischen Ruhezustand. Der hypnotische Ruhezustand, wie er durch Hypnose bzw. Selbsthypnose entsteht, ist lediglich zu verstehen als ein vertiefter und relativ rasch erreichter Entspannungszustand (Kossak 2014, 114).

Die Gleichartigkeit wird auch deutlich in der Definition, die Elaine Sheehan in ihrer einführenden Darstellung von Selbsthypnose gibt (Sheehan 1996, 13, 16). Hypnose ist zu verstehen als

> *„Zustand intensiver physischer und geistiger Entspannung, in dem sich der Hypnotisierte zwar einerseits der ihn umgebenden Realität bewusst ist, jedoch andererseits auch eine gewisse Losgelöstheit von derselben erfährt (...) irgendwo zwischen dem Wachzustand und dem Zustand des Schlafes".*

Mit diesen Worten könnte man praktisch auch jeden tieferen Entspannungszustand beschreiben (1.1.2).

Der Unterschied zu einer Entspannungsübung liegt in der Zielsetzung: Alle Darstellungen von (Selbst-)Hypnose zielen auf die Möglichkeiten von (Selbst-)Therapie und gehen weit über das Herstellen eines guten Entspannungszustandes hinaus (Alman/Lambrou 2015; LeCron 2005; Revenstorf/Zeyer 2016; Schütz 2016).

Zu Recht wird in diesem Zusammenhang auch öfter der Begriff „Trance“ verwendet. Dieses Wort bezeichnet allerdings einen Zustand stark fokussierter Aufmerksamkeit („alles ringsum vergessen“), wie er auch in Zusammenhängen auftreten kann, die mit Entspannung nichts zu tun haben (z.B. im Sport in Verbindung mit hoher körperlicher Leistung). Somit ist Trance eher ein Oberbegriff.

Jede intensive Entspannung, die selbstständig herbeigeführt wird, kann man also auch als Selbsthypnose auffassen und bezeichnen.

Ausdrücklich wird dieser Begriff immer wieder für das Autogene Training verwendet (Thomas 2006), was sich selbstverständlich daraus erklärt, dass Schultz dieses Entspannungsverfahren aus den Erfahrungen mit Hypnose explizit als selbsthypnotische Vorgehensweise entwickelt hat (2.4). Aber auch Übungen, die inhaltlich und methodisch einer „Meditativen Entspannung“ oder einer „Imaginativen Entspannung“ entsprechen, werden in Selbsthypnose-Büchern als Anleitungen zur Selbsthypnose vorgestellt.

Traditionell verbindet sich mit Hypnose die Vorstellung bestimmter Induktionstechniken (z.B. die Fixierung des Blicks auf einen Punkt bis zur Ermüdung der Augen), einer Anleitung mit massiven direkten Suggestionen durch eine Autoritätsperson, den „Hypnotiseur“, und eines willenlosen Ausgeliefertseins des hypnotisierten Menschen. Diese Vorstellungen können heute als überholt gelten. Eine moderne Hypnoseinduktion (wie sie sich v.a. mit dem Namen Milton Erickson verbindet) ist weit entfernt vom früheren autoritären Auftreten, ist „weicher“, indirekter und individueller.
Es ist auch in keinem einzigen Fall nachgewiesen, dass jemand durch Hypnose zu kriminellen oder sexuellen Handlungen veranlasst werden konnte, die seiner Persönlichkeit widersprechen, auch wenn durch Show-Hypnosen dieser Eindruck erweckt wird oder in Unterhaltungsfilmen solche Dinge zu sehen sind. Solche Darbietungen sind eher ein Spiel mit den Ängsten des Publikums (Peter 2015).

Wegen der immer noch virulenten Ängste oder auch völlig überzogenen Erwartungen, die sich mit dem Wort „Hypnose“ verbinden, vermeide ich in der Entspannungsarbeit den Begriff „Hypnose“, auch in der Wortform „Selbsthypnose“, und spreche einfach von „Entspannungsübung“, allenfalls von „vertiefter Entspannung“.

Selbsthypnose wird hier als eigener Abschnitt, als spezifisches Entspannungsverfahren behandelt, weil es Vorgehensweisen gibt, die zwar zum Bereich der Imaginativen Entspannung gehören, aber nicht so sehr auf „idyllische“ Bilder abheben, sondern durch ihre Form in besonderer Weise geeignet sind, sicher und selbstständig in einen intensiven Entspannungszustand hineinzuführen. Diese Besonderheit soll durch die gesonderte Benennung und Behandlung hervorgehoben werden.

Die besondere Tiefe entsteht bei der Selbsthypnose-Entspannung dadurch, dass der Aspekt „Abstand" oder auch „Dissoziation", der bei der Imaginativen Entspannung bereits zur Sprache kam (2.5.1), intensiv zur Geltung gebracht wird. Die Person kann sich durch eine solche Selbsthypnose besonders gut von sonst störenden Gedanken oder Gefühlen lösen, einen weiten inneren Abstand finden oder sogar eine Metaposition einnehmen und „über den Dingen stehen" oder zum „inneren Beobachter" werden.

Das kann in unterschiedlicher Weise geschehen. Die drei Übungen, die ich als Beispiele ausgewählt habe, zeigen das in systematischer Weise.

2.6.1 Übungen der Selbsthypnose-Entspannung

Es handelt sich um durchaus bekannte Motive für Entspannungs- und Selbsthypnose-Anleitungen, doch habe ich darauf geachtet, sie so zu gestalten, dass die erwünschte Selbstständigkeit in der Durchführung gut möglich ist. Die Teilnehmerinnen und Teilnehmer lernen, wie es in diesem ganzen Buch Leitgedanke ist, die Übung kennen, verstehen ihre Idee und Grundstruktur und gewinnen Sicherheit durch eine erste Erfahrung damit. Danach können und sollen sie die Übung selbstständig durchführen.

In traditioneller Vorstellung entsteht Selbsthypnose nicht wirklich selbstständig, sondern muss durch eine von einer anderen Person induzierte Hypnose vorbereitet sein: Die „Selbsthypnose" ist ein Wiederholen und Nachvollziehen einer „Fremdhypnose". Das ist bei diesen Übungen nicht erforderlich. Sie sind so klar und einfach aufgebaut, dass sie auch ohne vorhergehende Fremdhypnose eine sichere Selbsthypnose ermöglichen.

Die erste Selbsthypnose-Entspannungsübung „Der Gang in die Weite" arbeitet mit der räumlichen Entfernung.

Der Gang in die Weite

Erst einmal eine gute Körperhaltung finden, hier in diesem Raum,
und den Atem frei strömen lassen,
ruhig ganz bewusst dabei noch etwas mehr lockerlassen.
Lassen Sie sich Zeit,

in der Situation und Umgebung hier wirklich anzukommen,
sich der Situation im weitesten Sinne bewusst zu werden,
sicher „geerdet“,
mit allem hier vertraut.
Wie bei jeder Entspannungsübung dürfen die Augen sich schließen
oder der Blick zur Ruhe kommen,
in angenehm träumerischer Gelöstheit.

Spüren Sie diese Ruhe und Gelöstheit, die sich da entwickelt
mit dem sanften Strömen des Atems,
Sie hier an Ihrem Platz, in Ihrer Körperhaltung,
sicher gehalten und getragen von der Unterlage, vom Boden,
ein Gefühl der Ruhe, ganz bei sich selbst,
und zugleich ein Bild der Gelöstheit,
in dieser Umgebung Sie selbst,
sich das möglicherweise auch vorstellen,
Sie selbst in dieser entspannten Körperposition,
mit den Farben Ihrer Kleidung,
mit der sanften Bewegung Ihres Atmens.
Sie sehen sich gleichsam die Ruhe selbst finden, die Ihnen hier möglich ist

in diesem Raum, mit all dem Vertrauten, das sich hier befindet,

unter dem Dach dieses Hauses,

in dieser weiteren Umgebung,

in dieser ganzen Landschaft,

mitten in diesem Land,

auf diesem Kontinent,

auf dieser Seite der Erde,

des blauen Planeten Erde,

einem der Planeten dieses Sonnensystems,
in einer der Milliarden Milchstraßen, in der unfassbaren Weite des Alls,

auf diesem Planeten Erde.

Und das Gefühl mag sein: unendlich weit und frei,
unendlich ruhig und still,
weit, weit weg,

und zugleich ganz nah bei sich selbst,
ganz bei sich,
ganz eins mit sich selbst
in dieser unendlichen Weite,

Freiheit und Geborgenheit zugleich,
Nähe und Gelöstheit.

Lassen Sie sich viel Zeit zu spüren, wie unendlich gut das tut,
in dieser besonderen Weise bei sich selbst zu sein,
wie intensiv erholsam es ist,
sich seiner selbst so weit bewusst zu sein,
und dieses wohltuende Gefühl noch eine Zeit lang zu genießen,

bis Sie merken, dass es für jetzt gut ist.

Dann beenden Sie innerlich ganz klar und entschieden diese Übung,
lassen Sie innere Bilder sich lösen, verblassen, verschwinden.
Nehmen Sie das eigene Atmen neu aufmerksam wahr,
spüren Sie die eigene Wärme und Lebendigkeit.
Und wenn Sie sich auch wieder ganz deutlich der näheren Umgebung bewusst geworden sind
– hier dieser Raum, diese Situation –,
dann die Übung auch äußerlich klar beenden
und sich wieder hier in diesem Raum orientieren
durch starke Bewegungen,
ein richtig kräftiges Durchatmen,
das Öffnen der Augen,
und sich bewusst aktiv aufsetzen, voll und ganz wieder hier.

Der Aufbau der Übung beginnt mit der üblichen Vorbereitungsphase, darin enthalten ist das aus der Imaginativen Entspannung bekannte „Säen" (2.5.2), hier in den Formulierungen „geerdet" und „sich der Situation im weitesten Sinn bewusst werden", das sich, wenn überhaupt, erst durch die Übung selbst oder danach in seiner vollen Bedeutung erschließt.

Im zweiten Abschnitt wird die dissoziierte Position und Perspektive als Möglichkeit entwickelt und dann im weiteren Verlauf in langsamen Schritten entfaltet bis zu einer ganz ungewohnt weiten Entfernung, die jedoch aus Bildern von Raumfahrten bekannt ist: der blaue Planet Erde. Die Möglichkeit, noch weiter zu gehen zur Milchstraße und zum Weltall, wird nur kurz angetippt, da die Erfahrung gezeigt hat, dass dies bei vielen die Vorstellungskraft übersteigt und manchmal sogar unangenehm wird.

Da diese „Zoomtechnik" durch die heutigen digitalen Möglichkeiten und durch Nachrichtensendungen und Werbung schon etwas abgenützt erscheint, sollte man darauf achten, die Entwicklung der inneren Distanz ausgesprochen langsam durchzuführen, um sie intensiv wirksam werden zu lassen. Es geht nicht um eine Art atemberaubende Show, sondern um das Entstehen immer größerer Ruhe.

An der intensivsten Stelle der Entspannung ist mir wichtig, die Gleichzeitigkeit von Nähe und Weite, Freiheit und Geborgenheit zu betonen. Denn es geht nicht darum, sich ganz in der Weite zu verlieren, in einer „anderen Welt", sondern ein besonderes Gefühl von „Gelöstheit" im Hier und Jetzt zu erleben, immer verankert in der Realität: Ich befinde mich wirklich zugleich in diesem Raum und auf diesem blauen Planeten.

Nach der Aufforderung zur Auflösung innerer Bilder, wie es auch zu Imaginativer Entspannung gehört (2.5.2), wird die Beendigung der Übung in üblicher Weise durchgeführt, allenfalls betont kräftig.

Die Übung der „Drei Ebenen der Ruhe" nützt die Vorstellung von Stufen der Entspannung.

Die drei Ebenen der Ruhe

Nehmen Sie sich ausreichend Zeit und Raum,
finden Sie eine bequeme, lockere Körperhaltung,
gut im Kontakt mit der Unterlage,
mit frei fließendem Atem,
geschlossenen Augen oder ruhendem Blick,
ruhig noch eine Zeit lang begleitet von den Geräuschen der Umgebung,

und stellen Sie sich gedanklich ein auf eine besonders gute Entspannung,
die sich nach und nach entwickelt,
auf eine sehr intensive Ruhe,
wunderbar wohltuend, beglückend und heilsam
im ganzen Körper.

Achten Sie bitte darauf, dass die erste Ruhe, die sich nun entwickelt,
ganz gleichmäßig wird in allen Körperteilen:
Füße und Beine genauso ruhig wie Arme und Hände,
Schultern, Nacken, Kopf und Gesicht genauso ruhig wie Brust und Bauch,
der ganze Körper auf einer Ebene der Ruhe.

Und wenn Sie dann diese erste Ruhe einigermaßen gleichmäßig spüren,
können Sie mit dem nächsten Ausatmen weiter loslassen,
sodass Sie auf eine zweite Ebene der Ruhe finden.
Deutlich intensiver ist dort die Ruhe, eine Art Gelöstheit.
Lassen Sie sich Zeit, die veränderten Empfindungen zu spüren
auf dieser zweiten Ebene,
durch und durch ruhig,
wohlig gelöst, angenehm, sehr erholsam,
und auch auf dieser Ebene mit dem ganzen Körper anzukommen,
mit allen Körperteilen:
oben und unten gleich gelöst,
links und rechts gleich gelöst,
außen und innen gleich gelöst,
durch und durch wohltuend gelöst.

Wenn Sie dann diese Gelöstheit gleichmäßig im ganzen Körper spüren,
kann es geschehen, wenn Sie das möchten,
dass Sie mit dem nächsten Ausatmen
auf die dritte, intensivste Ebene der Ruhe gelangen,
vollkommen gelöst und ruhig,
unendlich angenehm, wunderbar wohltuend
für den ganzen Körper,
für Seele und Geist.
Auf dieser dritten, intensivsten Ebene
ist die Ruhe so wunderbar, so vollkommen,
dass sie vielleicht sogar ein Glücksgefühl ermöglicht,
das Gefühl, dass für einen Moment einmal alles gut ist,
dass die Welt für einen Augenblick ganz in Ordnung ist,

die reine Freude,
dass für Sie alles gut werden kann,
in aller Ruhe, ganz von selbst,
innerlich sich finden oder sich lösen,
so wie es notwendig ist zum Gesundsein.
Dies ist die Ebene vollkommenster und heilsamer Ruhe,
ein Moment reinen Glücks, ein Lächeln des Lebens,
vollkommen, wunderbar.

Wenn dann all das Gute, das für Sie dort jetzt möglich und sinnvoll war, geschehen ist,
und dieses intensivste gute Gefühl spürbar geworden ist,
Sie es in vollkommener Ruhe wirklich wahrnehmen konnten,

dann erinnern Sie sich bitte wieder der zweiten Ebene,
spüren Sie von neuem diese wohlige Gelöstheit,
durch und durch ruhig, im ganzen Körper.
Genießen Sie noch eine Weile, wie angenehm und erholsam das ist,

und kehren Sie dann auch wieder zurück zur ersten Ebene der Ruhe,
zu diesem Entspannungsgefühl in den verschiedenen Körperteilen,
im Kontakt mit der Unterlage, dem Boden, im Rhythmus Ihres Atmens.
Nehmen Sie die Geräusche der Umgebung wieder neu wahr

und orientieren Sie sich schließlich ganz zurück hierher,
in diesen Raum, hier und jetzt.
Die Ruhephase ist jetzt klar zu Ende.
Bewegen Sie sich, strecken und räkeln Sie sich wie beim Aufwachen,
atmen Sie durch,
öffnen Sie die Augen,
richten Sie sich auf,
kraftvoll, frisch und sehr lebendig.

Die Übung der „Drei Ebenen" basiert auf einer der bekanntesten Formen von Hypnoseinduktion: der Vorstellung von Stufen bzw. dem Bild einer Treppe, die in die Trance hineinführt.

Es gibt in der Literatur recht unterschiedliche Varianten, z.B. auch das Einsteigen in einen Lift mit der entsprechenden Anzeige der Stockwerke. Die traditionelle Form ist eine Treppe mit 10–20 Stufen, die man hinuntergeht (Sheehan 1996, 71ff). Es gibt auch vielfache Formen, die ohne bildhafte Festlegung lediglich eine Zahlenfolge verwenden (Lockstein/Faust 2001, 104, bei ihrem „Alpha-Wellen-Surfen" die Abfolge 10–1).

Die von mir gestaltete Übung begrenzt und vereinfacht die traditionelle Form zu einem „Weg in die Ruhe" mit lediglich drei Stufen bzw. Ebenen. Durch die verringerte Zahl an Stufen wird sichergestellt, dass die Tranceentwicklung auch als Selbsthypnose für die Person sicher handhabbar bleibt.

Zugleich löst sich die Übung mit dem Bild der „Ebenen der Ruhe" von den üblichen konkret-bildhaften Vorgaben, die nicht unproblematisch sind: Dass ein Lift Ängste auslösen kann, dürfte allgemein bekannt sein; aber auch Stufen oder Treppen sind zwar symbolisch passend, aber als konkrete, reale Vorstellung, die sich ja schnell einstellen kann, kaum mit Entspannung und Ruhe in Verbindung zu bringen. Es tauchen dann eher Gefühle von Anstrengung auf (ganz besonders natürlich bei Menschen mit Gehschwierigkeiten) oder Vorstellungen von Menschenmengen (an Treppen –, die eine Sehenswürdigkeit sind).

Die vorliegende Übung lässt auch offen, ob der „Weg in die Ruhe" nach unten oder nach oben führt. Das behebt eine typische Schwierigkeit der traditionellen Form: Die bevorzugte Richtung ist nämlich tatsächlich subjektiv verschieden, und bei freier spontaner Wahl gehen nach meiner Erfahrung weniger Personen nach unten (obwohl das der Klischeevorstellung von „tiefer" Entspannung entspricht) und etwas mehr Personen nach oben, wobei sie Entspannung eher mit Leichtigkeit, Freiheit und offener Weite verbinden. Wie man sieht, ist es durchaus möglich, die Anleitung so zu formulieren, dass beide Varianten sich innerlich verwirklichen können. So ist etwa niemand, der gefühlsmäßig nicht „nach unten" will, gezwungen, sich gegen diese ausdrückliche Vorgabe mühsam den Ruhezustand zu „erkämpfen" oder die Entspannungsübung innerlich abzubrechen.

In der Anleitung ist zu beachten, dass die Differenzierung der drei Ebenen klar und deutlich wird:

- 1.Ebene – erste Ruhe,
- 2.Ebene – angenehme, erholsame Gelöstheit,
- 3.Ebene – vollkommene, beglückende, heilsame Ruhe.

Denn dann lassen sich diese Schritte beim selbstständigen Durchführen leichter verwirklichen, wozu bereits die ausdrückliche Nennung der Zahlen 1, 2 und 3 die Grundlage schafft.

Sehr gut hat es sich bewährt, die Empfindungen der 1. und 2. Stufe „gleichmäßig im ganzen Körper“ werden zu lassen.

Bei jeder Form von Entspannung, die Zahlen benützt, gehört zur Beendigung der Übung, den „Weg in die Ruhe“ ausdrücklich auch wieder zurückzugehen und die entsprechenden Zahlen zu nennen – so auch hier.

Die „Namens-Trance“ orientiert auf zeitlich entfernte, weit zurückliegende Erfahrungen.

Namens-Trance

Lassen Sie sich Zeit, eine bequeme Haltung zu finden,
so locker und gelöst wie möglich,
mit geschlossenen Augen oder ruhendem Blick,
und in Ihrem eigenen Rhythmus zu atmen,
ganz entspannt.

Machen Sie sich in aller Ruhe gedanklich klar,
wie sich für Sie Entspannung und Trance
als vertiefter Entspannungszustand innerlich bemerkbar machen,
knüpfen Sie dabei ruhig an frühere und früheste Erfahrungen an,
denn Sie wissen natürlich längst und können erkennen und spüren,
auf welcher Ebene oder Stufe der Entspannung oder Trance Sie sich befinden
und wie Sie die Übergänge zu immer intensiverer Trance wahrnehmen.

Stellen Sie sich jetzt bitte, wenn es für Sie passt, ein Notizbuch oder Schulheft vor,
wie in alten Zeiten, mit vorgedruckten Linien,
und ziehen Sie in der Vorstellung von oben nach unten einen Mittelstrich,
mit Bleistift, Füllfederhalter, was auch immer.

Schreiben Sie dann in der ersten Zeile auf die linke Seite Ihren Vornamen,
so wie Sie sich selbst innerlich ansprechen,
sorgsam und ruhig schreiben in Ihrer Vorstellung,
und rechts, auf die gleiche Linie, das Wort TRANCE,
Buchstabe für Buchstabe,

das T und das R, das A und das N, das C und das E.
In der nächsten Zeile wieder links Ihren Namen,
rechts Trance,
und so Zeile für Zeile immer weiter,
immer tiefer:
Name – – Trance,
Name – – Trance,
Zeile für Zeile,
auf gleichsam nie endender Seite,
Zeile für Zeile,
Name – – Trance,
Name – –Trance,
bis dieser innere Vorgang des Schreibens tatsächlich tranceartig, traumähnlich wird,
übergeht in einen wirklich angenehmen, tiefen Trancezustand,

den Sie genießen und wohltuend wirken lassen können.

In diesem inneren Zustand kann es auch erholsam sein,
ein Stück persönlicher, innerer Weiterentwicklung
in aller Ruhe geschehen zu lassen,
ganz von selbst.

Lösen Sie sich dann von allen inneren Bildern
und gehen Sie ausgeruht und erholt, mit leichtem, klarem Kopf,
auf Ihre eigene Art und Weise auf die richtige Stufe Ihres wachen Bewusstseins,
völlig wach und klar,
und orientieren Sie sich neu hier in Ihrer Umgebung
mit kräftigen Bewegungen,
Durchatmen
und Öffnen der Augen.

Oft geschieht in Entspannungszuständen spontan ein träumerisches Erinnern und Wiedererleben von Kindheitsmomenten (Regression). In dieser Übung (im Wesentlichen übernommen von Masters/Houston 1989, 29-31) wird der Rückgriff auf Erlebensformen der Kindheit gezielt zur Herstellung eines Trancezustandes eingesetzt.

Bei der Anleitung kommt es besonders darauf an, den vorzustellenden Schreibvorgang so lang wie nötig mit Worten zu unterstützen und dann dem erreichten Ruhezustand so viel Raum und Zeit zu geben wie möglich. Das lässt sich in einer schriftlichen Fassung wie oben nicht ausreichend wiedergeben, zu sehr ist es von der jeweiligen Situation abhängig. Hier spielen die Erfahrung, Einfühlung und Intuition der Entspannungstrainerin bzw. des Entspannungstrainers eine wesentliche Rolle. Allerdings braucht der Anspruch nicht gar so hoch zu sein: Wenn die angeleitete Person oder Gruppe die Idee der Übung erfasst hat und sich von ihr angesprochen fühlt, lässt sich auch diese Selbsthypnose-Entspannung selbstständig zu Hause ohne die geringsten Timingprobleme in individuell passender Weise durchführen.

Es wird deutlich geworden sein, dass die Selbsthypnose-Entspannungen dieses Abschnittes eher für fortgeschrittene Teilnehmende geeignet sind. Diese Entspannungstechniken können zwar auch schon bei erstem Kontakt mit Entspannungsübungen sofort gut funktionieren. Aber es ist sinnvoll, dass jemand schon einige Erfahrungen mit Entspannungsübungen und Entspannungszuständen hat, auf die er zurückgreifen kann, bevor er sich an diese meist besonders intensiven und potenziell ängstigenden Vorgehensweisen heranwagt.

Zum Schluss stelle ich eine Selbsthypnose-Entspannung vor, die inhaltlich auf keine Methode oder Form (wie die „innere Distanz“) mehr festgelegt ist, sondern einen vollkommen individuellen, selbsthypnotischen Weg in die optimale Entspannung entwickelt: die „Seven Steps“. (Eine frühere Fassung dieser Übung wurde im Kneipp-Journal 1-2, 2017, veröffentlicht, nachgedruckt in Schäfer 2020, 63ff).

Diese Übung ist die methodische Quintessenz aus all dem, was in diesem Buch zur Entspannung gesagt wurde.

2.6.2 Quintessenz und Epilog: „Seven Steps“

Die „Seven Steps“ sind eine Art Entdeckungsreise ins Reich der Intuition, eine Expedition in die Bereiche der persönlichen Erfahrung mit Entspannung, in all das (teilweise verborgene) Wissen und Können in Bezug auf mögliche „Wege zur Ruhe“. Sie verlangt einige eigene Aktivität und Kreativität, und gerade dadurch kann sie ein wunderbares Abenteuer und eine erstaunliche Bereicherung des Lebens werden.

Zwei grundlegende Erfahrungen aus dem Entspannungsbereich

Im weiten Feld der Entspannungsübungen, die die Entwicklung einer selbstständigen, unabhängigen Entspannungsfähigkeit zum Ziel haben, gibt es zwei wesentliche Erfahrungen, die man noch konsequenter nutzen kann, als dies bisher geschehen ist.

Zum einen zeigt sich immer wieder, dass es nicht die eine ideale Entspannungsübung gibt, sondern dass der beste „Weg in die Ruhe" von Person zu Person **individuell unterschiedlich** ist.

Zum zweiten ist bei genauerer Betrachtung deutlich, dass es sich bei Entspannungsübungen immer um ein **schrittweises Vorgehen** handelt (deswegen passt die Bezeichnung „Weg" in die Ruhe so gut). Auffallenderweise lässt sich der Ablauf ganz oft sinnvoll als eine Abfolge von etwa sieben Schritten darstellen (klarstes Beispiel ist das Autogene Training mit seinen sieben Formeln). So scheint der „Weg in die Ruhe" also am besten zu funktionieren: Für eine gelingende Entspannungsübung sind ein oder zwei Schritte zu wenig, zehn oder zwanzig unnötig viel.

Die Idee einer ganz persönlichen Entspannungsübung

Diese beiden Erfahrungen haben die Idee nahegelegt, einmal in völliger Konsequenz über die gesamte Palette der Entspannungsübungen, wie sie in diesem Buch ausgebreitet oder sonst vorgeschlagen werden, hinauszugehen und den kreativen Aufbau einer ganz und gar persönlichen Entspannungsübung zu entwerfen. Denn alle diese vorgegebenen Übungen, mögen sie noch so viel Freiheit zu persönlicher Ausgestaltung lassen, verpflichten doch auf ein bestimmtes inhaltlich-methodisches Vorgehen, das „gehorsam" ausprobiert werden soll. Demgegenüber kann man durchaus annehmen, dass eine Übung mit völlig individueller Passform für die jeweilige Person besser als jede vorgefertigte funktionieren wird. Und sie gewährt der Person auch noch ein Höchstmaß an Selbstständigkeit. Denn eine solche subjektive Übung wird natürlich auch vollkommen selbstständig durchgeführt, ohne jede äußere Anleitung.

Ein Ritual der „Sieben Schritte"

Ich möchte nun aufzeigen, wie jemand seinen ganz eigenen Weg in die Ruhe entdecken, entwickeln und gestalten kann, sodass er am Ende über ein persönliches Entspannungsritual in sieben Schritten verfügt, das optimal funktioniert.

Die Person greift dabei auf ihre bisherigen Erfahrungen mit Entspannung und Ruhe zurück und ordnet und systematisiert sie intuitiv in sinnvoller, kreativer Weise neu.

Als Auftakt und Einstimmung zur Entwicklung der „Sieben Schritte“ dient die Empfehlung, sich in Ruhe bewusst zu machen, *„wann Sie einmal fast unglaublich gut entspannt waren, durch und durch ruhig, gelöst und zufrieden: Wie hat sich das angefühlt? Was war das ganz Besondere daran, körperlich, geistig, seelisch? Und: Wie hatte es sich entwickelt? An welchem Punkt wurde es zu diesem ganz besonderen Erlebnis?“*

So entsteht eine **Perspektive und Orientierung**: So ähnlich soll es sich wieder anfühlen, wann immer die Person es gut brauchen kann, nun aber zielsicher herbeigeführt durch das Ritual der „Sieben Schritte“.

Die einzelnen Schritte finden

Jetzt gilt es, intuitiv-kreativ die einzelnen Schritte zu finden. Der erste ist, so unterschiedlich er sein kann, für die meisten Personen eher leicht zu entdecken:

„Stellen Sie sich vor, Sie sind übermäßig angespannt, nervös, unruhig und möchten (Zeit und Raum dazu haben Sie) auch innerlich zur Ruhe kommen, um sich wirklich erholen zu können – Womit würden Sie (ganz spontan und intuitiv) beginnen? Was wäre Ihr erster Schritt auf Ihrem Weg in die Ruhe?“ Hier ein paar Beispiele, um die Vielfalt der Möglichkeiten anzudeuten:

- Einnehmen einer bestimmten Körperhaltung,
- Spüren der Unterlage,
- Ein tiefer Atemzug,
- Hören der Umgebungsgeräusche,
- Sich innerlich sagen: „Jetzt ganz ruhig“.

Wenn die Person gefunden hat, womit für sie ganz individuell Entspannung beginnt, sollte sie diesen ersten Schritt, in knapper Formulierung, auf einen Zettel schreiben und den offen vor sich hinlegen.

Im weiteren Verlauf kommt dann bei jedem weiteren Schritt ein Zettel dazu, bis am Ende mit sieben Zetteln alle „Seven Steps“ vorliegen. Durch die sichtbare Abfolge der Zettel wird der „Weg zur Ruhe“ bzw. die Entwicklung dieses Weges ganz anschaulich, die Zettel mit ihren Stichworten sind wie Trittsteine auf einem Gartenweg. Und zugleich bleibt die Person mit den Zetteln flexibel, sie kann bei der Erarbeitung ihrer „Seven Steps“ leicht einen neuen Zettel schreiben und eintauschen oder die Reihenfolge verändern – was eben nötig ist.

Um den zweiten und dann die anderen, weiteren Schritte zu finden, versetzt sich die Person in der Vorstellung immer wieder in den schon erarbeiteten Verlauf und lässt dann ihr Gefühl, ihre Intuition sprechen, orientiert an Fragen wie:

- *„Was könnte mein nächster Schritt sein, um noch weiter zu entspannen und in die Ruhe hineinzufinden?"*
- *„Was ‚muss' jetzt kommen?"*
- *„Was sollte ich jetzt am besten innerlich tun für noch mehr Ruhe?"*
- *„Woran würde ich merken, dass ich der Ruhe wieder ein Stück näher gekommen bin?"*

Die Entwicklungsrichtung auf dem Weg in die Ruhe

Die letzten beiden Fragen zeigen einen wichtigen Unterschied und eine typische Entwicklungsrichtung auf dem „Weg in die Ruhe". Teilweise lassen sich die Schritte als ein **absichtliches Tun** beschreiben, mit dem ich innerlich aktiv zur Entwicklung der Ruhe beitrage (z.B. Schließen der Augen/Vorstellung einer Berglandschaft). Das gilt vor allem für die ersten Schritte.

Gegen Ende zu, wenn die Ruhe tiefer wird, sind die Schritte oft eher ein **Wahrnehmen innerer Vorgänge**, die auf dem „Weg in die Ruhe" von selbst geschehen (z.B. Wärmegefühl in den Händen/Erscheinung von Farben vor dem „inneren Auge"), ein inneres Beobachten.

In jedem Fall soll die Person ganz nach ihrem Gefühl gehen, intuitiv entscheiden, welcher Schritt der nächste ist.

Kleine Experimente zum Finden der Schritte

Dieses intuitive Entwickeln der Schritte mithilfe des Aufschreibens auf die Zettel geht natürlich am leichtesten, wenn jemand über viel Entspannungserfahrung verfügt, die ihm auch gut zugänglich ist.

Wenn jemand in seinem Leben noch nicht so viel mit Entspannung in Berührung gekommen ist oder ihm, aus welchen Gründen auch immer, beim inneren Nachspüren und Kommenlassen nicht so leicht und schnell etwas einfällt, empfiehlt es sich, kleine Experimente zu machen, die Hinweise geben können.

Ein solches Experiment könnte z.B. sein, eine Zeit lang den eigenen **Atem** in seinem Rhythmus (ohne etwas zu verändern) wahrzunehmen und dadurch zu klären:

- *„Vertieft es die Ruhe, wenn ich meinen Atem bewusst wahrnehme, mit dem Rhythmus mitgehe?"*

Wenn ja, könnte dies einer der sieben Schritte sein.

- *„Oder ist es besser, den Atem einfach strömen zu lassen und mit der Aufmerksamkeit ganz woanders zu sein?“*

Wenn dies der Fall ist, taugt der Atem nicht zu einem Schritt auf dem „Weg in die Ruhe“.

Ein anderes Experiment wäre die bewusste Orientierung der Aufmerksamkeit auf den **Körper**, entweder ganz offen einfach spüren, was da gerade zu spüren ist an Körperempfindungen, oder speziell nach angenehmen Empfindungen Ausschau halten und bei denen verweilen.

Oder man macht einen systematischen Gang durch den Körper oder geht mit der Aufmerksamkeit von außen nach innen und nimmt erst wahr, was außen am Körper zu spüren ist, und dann, was sich im Inneren des Körpers bemerkbar macht.

Durch das Ausprobieren kann man herausfinden, ob es die Ruhe fördert, mit der Aufmerksamkeit in bestimmter Weise beim Körper zu sein, oder ob es persönlich besser ist, Körperempfindungen weniger zu beachten und die Aufmerksamkeit lieber auf andere Dinge zu richten.

Als drittes Beispiel zum Experimentieren möchte ich **innere Bilder** nennen. In diesem Bereich könnte man z.B. einmal ausprobieren, sich einfach eine Farbe vorzustellen oder ein Bildmotiv wie eine bestimmte Urlaubserinnerung oder eine fantasierte Landschaft, und dadurch herausfinden:

- *„Kann eine solche Bildvorstellung einer meiner sieben Schritte sein und die Ruhe vertiefen?“*
- *„Oder ist es eher anstrengend und irritierend für mich, mir bildhaft etwas vorzustellen?“*

Die Übung durch Probeläufe optimieren

Wenn dann durch spontanes Entdecken (oder gezieltes Experimentieren) die Schritte auf dem „Weg in die Ruhe“ gefunden sind, dann sollte sich die Person unbedingt die Zeit lassen, die gesamte Abfolge durch mehrere Probeläufe zu testen und gegebenenfalls noch Veränderungen vorzunehmen. Ganz oft lässt sich der „Weg in die Ruhe“ in dieser Weise noch beträchtlich verbessern.

Oft bleibt auch der siebte (und manchmal auch noch der sechste) Schritt vorerst noch offen; diese Schritte zur tieferen Ruhe klären sich dann erst später, nach längerem Ausprobieren.

Der persönliche „Weg in die Ruhe"

Am Ende jedenfalls, wenn der Person ihr Ritual der „Sieben Schritte" vertraut geworden ist, verfügt sie über einen einzigartigen und außerordentlich sicheren und wirkungsvollen „Weg in die Ruhe". Sie spürt jedes Mal, wenn sie ihre „Seven Steps" einsetzt, dass dies für sie die optimale Entspannungsübung ist, sie findet auf diesem ganz persönlichen Weg, den sie sich völlig selbstständig erarbeitet hat, zuverlässig zu einer intensiven Ruhe. So trägt die Übung ein wesentliches Stück bei zu Gesundheit und einer verbesserten Lebensqualität.

So wie hier die „Seven Steps" den Abschluss des Buches bilden, passt die Vermittlung dieser Übung auch am besten ans Ende eines längeren, intensiven Entspannungstrainings, das schon viel Erfahrung vermittelt hat. Zur Veranschaulichung noch zwei Beispiele aus Kursen:

1. Offenes Liegen, Augen zu
2. Spitzen wegatmen
3. Weichheit und Weite
4. Wärmewellen im Körper
5. Kieferstarre
6. Tunnelblick mit Farbflecken
7. Gelöstheit

7. „Öffnung des Herzens"
6. Ruhe im Körper
5. weit weg von allem
4. Sonne, Wärme
3. Vorstellung der Weite des Meeres
2. sich vertraut machen mit der Umgebung
1. drei Atemzüge (sitzend, dabei die Augen schließen)

Man kann diese Beispiele – im Sinne eines anregenden Experiments – ruhig auch einmal selbst ausprobieren. Aber Ihre eigenen, optimalen „Seven Steps" sind das sicher nicht!

Menschen, die auf Selbstständigkeit, Individualität und intensive Entspannungsfähigkeit Wert legen, sehen sich durch die Unterstützung bei der eigenständige Erarbeitung dieser Selbsthypnose-Entspannung optimal verstanden und gewürdigt und erleben die „Seven Steps" als wahrhaft krönenden Abschluss.

3 Verzeichnis der Übungen

Literatur

Achterberg, J. (2000): Gedanken heilen. Die Kraft der Imagination. Rowohlt, Reinbek

Alman, B. M., Lambrou, P. T. (2015): Selbsthypnose. Handbuch zur Selbsttherapie. Carl Auer, Heidelberg

Bernstein, D. A., Borkovec, T. D. (2018): Entspannungstraining. Klett-Cotta, Stuttgart

Binder, H., Binder, K. (1998): Autogenes Training. Basispsychotherapeutikum. DÄV, Köln

Braun, J. (2019): Atmen. Kein&Aber, Zürich/Berlin

Brenner, H. (2010): Autogenes Training Oberstufe/Autogene Meditation. Pabst Science, Lengerich

Brenner, H. (2004): Progressives Entspannungstraining. Pabst Science, Lengerich

Derra, C. (2017): Progressive Relaxation. Springer, Berlin/Heidelberg

Derra, C. (1998): Autogenes Training für zwischendurch. Trias, Stuttgart

Faller, A., Schünke, M. (2008): Der Körper des Menschen. Thieme, Stuttgart/New York

Friebel, V. (2015): Innere Bilder. Imaginative Techniken im Alltag und in der Psychologie. Edition Blaue Felder, Tübingen

Friebel, V. (1998): Die Kraft der Vorstellung. Trias, Stuttgart

Grasberger, D. (2010): Autogenes Training. GU, München

Grasberger, D., Schweppe, R. (2013): Richtig atmen. BLV, München

Gröninger, S., Stade-Gröninger, J. (1996): Progressive Relaxation. Klett-Cotta, Stuttgart

Hamm, A. (2014): Progressive Muskelentspannung. In: Petermann/Vaitl (Hrsg.): Entspannungsverfahren. 5. Aufl. Beltz, Weinheim/Basel, 154–172

Herrmann, S. (2019): Mir doch egal. Süddeutsche Zeitung 4.3.2019, 14

Höfler, H. (2015): Atem-Entspannung. Trias, Stuttgart

Hoffmann, B. (2004): Handbuch Autogenes Training. dtv, München

Huch, R., Jürgens K. D. (Hrsg.) (2011): Mensch Körper Krankheit. Urban&Fischer, München

Husmann, B. (2016): „Die letzten und die ersten Tage…" Licht- und Schattenseiten der beruflichen Vita von Johannes Heinrich Schultz vor und nach 1945. Hypnose-ZHH 11 (1–2) 26–70

Jacobson, E. (2017): Entspannung als Therapie. Klett-Cotta, Stuttgart

Jacobson, E. (1938): Progressive Relaxation. University Press, Chicago

Kabat-Zinn, J. (2013): Gesund durch Meditation. Knaur, München

Kabat-Zinn, J. (2010): Im Alltag Ruhe finden. Knaur, München

Kast, V. (2012): Imagination. Patmos, Ostfildern

Kirch, D. (2010): Geführte Meditationen: Phantasiereisen & Imaginationen. Junfermann, Paderborn

Kossak, H.-C. (2014) : Hypnose. In: Petermann/Vaitl (Hrsg.): Entspannungsverfahren. 5. Aufl. Beltz, Weinheim/Basel, 113–129

Krampen, G. (2013): Entspannungsverfahren in Therapie und Prävention. Hogrefe, Göttingen

Kuntz, H. (2009): Heilsame Bilder als Methode und therapeutische Kunst. Klett-Cotta, Stuttgart

Langen, D. (2012): Autogenes Training. GU, München

Langen, D. (Hrsg.) (1976): Der Weg des Autogenen Trainings. WBG, Darmstadt

LeCron, L. M. (2005): Selbsthypnose. Ariston, Kreuzlingen/München

Lehrhaupt, L., Meibert, P. (2010): Stress bewältigen durch Achtsamkeit. Kösel, München

Lockstein, C., Faust, S. (2001): Relax! GU, München

Lodes, H. (2017): Atme richtig. Der Schlüssel zu Gesundheit und Ausgeglichenheit. Buch&Media, München

Löhmer, C., Standhardt, R. (2015): Die Kunst, im Alltag zu entspannen. Klett-Cotta, Stuttgart
Masters, R., Houston, J. (1994): Phantasie-Reisen. Goldmann, München
Middendorf, I. (2007): Der erfahrbare Atem. Junfermann, Paderborn
Mittag, O. (1994): Schwierigkeiten beim Schreiben der Wahrheit. Report Psychologie 19 (3) 12–27
Müller, E. (2011): Inseln der Ruhe. Fischer, Frankfurt
Müller, E. (2001): Bewusster leben durch Autogenes Training und richtiges Atmen. Rowohlt, Reinbek
Müller, E. (2000): Du spürst unter deinen Füßen das Gras. Fischer, Frankfurt
Naeher-Zeiffer, A., Naeher-Zeiffer, J. (2014): Progressive Muskelentspannung. Springer, Berlin/Heidelberg
Nhat Hanh, T. (2016): Das Wunder des bewussten Atmens. Theseus, Bielefeld
Nhat Hanh, T. (2011): Jeden Augenblick genießen. Übungen zur Achtsamkeit. Herder, Freiburg
Nolte, A. (2015): Achtsam im Alltag. Psychologie Heute 10, 30f
Ohm, D. (2017): Stressfrei durch Progressive Relaxation. Trias, Stuttgart
Olschewski, A. (2011): Progressive Muskelentspannung. Trias, Stuttgart
Ott, U. (2015): Meditation für Skeptiker. Droemer, München
Ott, U., Epe, J. (2018): Gesund durch Atmen. O.W. Barth, München
Peter, B. (2015): Ist Hypnose hinreichend ein Verbrechen zu begehen? Hypnose-ZHH 10, 7–26
Petermann, F., Vaitl, D. (2014): Entspannungsverfahren. 5. Aufl. Beltz, Weinheim/Basel
Revenstorf, D., Zeyer, R. (2016): Hypnose lernen. Anleitungen zur Selbsthypnose für mehr Leistung und weniger Stress. Carl Auer, Heidelberg
Röcker, A. E. (2005): Yoga-Übungsbuch. Bellavista, Bad Schwartau
Rossi, E., Nimmons, D. (2013): 20 Minuten Pause. Junfermann, Paderborn
Sammer, U. (2017): Entspannung erfolgreich vermitteln. Klett-Cotta, Stuttgart
Sammer, U. (2012): Halten und Loslassen. Patmos, Ostfildern
Schäfer, K.-H. (2020): Kleine Schriften. BoD, Norderstedt
Schäfer, K.-H. (2018): Therapeutisches Bogenschießen. 2. Aufl. Reinhardt, München
Schäfer, K.-H. (2008): Echte Entspannung. Kneipp-Journal 11, 440–449
Schäfer, K.-H. (2005): Entspannungstraining nach Jacobson. Das Übungsheft zur Progressiven Relaxation. Kneipp, Leoben
Schäfer, K.-H. (2004): Entspannung erleben. Kneipp, Leoben
Schütz, G. (2016): Mit Leichtigkeit zur Selbsthypnose. Junfermann, Paderborn
Schultz, I. H. (2016): Das Original-Übungsheft für das Autogene Training. 25. Aufl. Trias, Stuttgart
Schultz, I. H. (2003): Das autogene Training. 20. Aufl. Thieme, Stuttgart/New York (erstmals 1932 erschienen)
Sheehan, E. (1996): Selbsthypnose – Wie geht denn das? Junfermann, Paderborn
Simonton, O. C., Simonton, S. M., Creighton, J. (2005): Wieder gesund werden. Rowohlt, Reinbek
Singer, J. L., Pope, K. S. (Hrsg.) (1999): Imaginative Verfahren in der Psychotherapie. Junfermann, Paderborn
Sonntag, R. (2005): Blitzschnell entspannt. Trias, Stuttgart
Stevens, J. O. (1977): Die Kunst der Wahrnehmung. Chr. Kaiser, München
Thomas, K. (2006): Praxis des Autogenen Trainings. Selbsthypnose nach I. H. Schultz. Trias, Stuttgart
Wilson, P. (1996): Wege zur Ruhe. 100 Tricks und Techniken zur schnellen Entspannung. Rowohlt, Reinbek

Sachregister

Leseprobe

Leseprobe aus

Lamprecht / Hammel / Hürzeler / Niedermann:
Wie der Tiger lieben lernte

Der Weg der Heilung

Die hier vorgestellten Geschichten stehen in der Tradition der Erickson'schen Hypnotherapie. Sie sind inspiriert von unseren biografischen und professionellen Erfahrungen in den Bereichen von heilpraktischer Arbeit, Klinikseelsorge, Hypnotherapie, Systemischer Beratung und Therapie, Coaching und Heilpädagogik. Sie können im Rahmen psychotherapeutischer Arbeit zur Auflösung traumatischer Belastungen zur Anwendung kommen. Natürlich können sie auch in anderen Kontexten erzählt werden und dort dazu beitragen, traumatische Reaktionen zu reduzieren.

Verletzung geschieht in Beziehungen, und Heilung geschieht in Beziehungen. Sie gelingt, wenn der Augenblick, der der Heilung gewidmet ist, gegenüber dem Problem, das bislang dauerhaft war, als vorrangig erlebt wird.

I Traumaprävention

Situationen mit traumatischem Potenzial lassen sich zuweilen schon vorhersehen. Das schon erwähnte Vorgehen des Neuropsychiaters Boris Cyrulnik mit französischen Soldaten in Afghanistan bildet eine präventive Maßnahme auf der Basis einer solchen Voraussicht. Auch ob eine bestimmte Person durch ein Ereignis leicht oder weniger leicht traumatisiert werden kann, lässt sich zu einem gewissen Grad im Voraus einschätzen, wenn man weiß, welche Erfahrungen von Verlust, Ausgeschlossensein und Bedrohung diese Person in ihrer Kindheit und

Leseprobe

und insgesamt im Leben gemacht hat – oder wenn man weiß, welche Eindrücke bisher regelmäßig Stressreaktionen ausgelöst haben.

Zuweilen kommen Menschen in die Beratung oder Therapie mit dem Wunsch, die Angst vor einem unabwendbar bevorstehenden Ereignis besser zu bewältigen. Das kann ein sich abzeichnender Todesfall oder eine anstehende medizinische Behandlung sein, es könnte sich aber auch um eine wichtige Prüfung handeln. In solchen Fällen kann es darum gehen, einer Traumatisierung oder Retraumatisierung vorzubeugen beziehungsweise, positiv gesprochen, die Fähigkeit des Klienten, der Belastung standzuhalten und sich anschließend zu regenerieren (also die Resilienz des Klienten im Umgang mit diesem Ereignis) zu erhöhen.

(...)

Leseprobe (S. 27– 28) aus:
Lamprecht / Hammel / Hürzeler / Niedermann
Wie der Tiger lieben lernte
120 Geschichten zum Umgang mit psychischem Trauma
2021. 190 Seiten.
(978-3-497-03017-0) kt

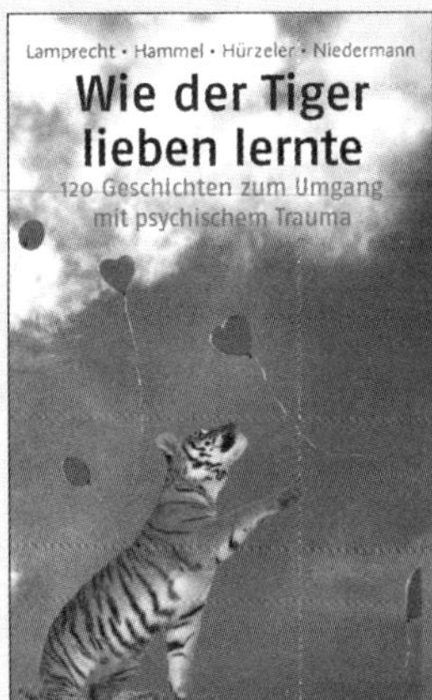

reinhardt
www.reinhardt-verlag.de